高等职业学校"十四五"规划口腔医学、口腔医学技术专业
实用技能型特色教材

供口腔医学、口腔医学技术专业使用

全口义齿工艺技术

QUANKOU YICHI GONGYI JISHU

主　编　苏光伟　魏　早

副主编　何　勇　周　璟　赵志华　宋　毅

编　委（以姓氏笔画为序）

王元杰　唐山职业技术学院
苏光伟　安阳职业技术学院
何　勇　深圳职业技术学院
宋　毅　泰州职业技术学院
周　璟　上海健康医学院
赵志华　唐山职业技术学院
胡　洁　永州职业技术学院
高巧虹　漳州卫生职业学院
郭艳玲　甘肃卫生职业学院
魏　早　重庆三峡医药高等专科学校

U0362774

华中科技大学出版社
http://www.hustp.com
中国·武汉

内 容 简 介

本书是高等职业学校"十四五"规划口腔医学、口腔医学技术专业实用技能型特色教材。

本书理论部分共有十章,内容包括绪论、全口义齿与无牙颌、全口义齿的印模和模型、颌位关系记录和转移、排牙与平衡𬌗、蜡型塑形与试戴、全口义齿的完成、全口义齿的初戴、修复后常见问题及义齿修理、全口义齿的其他修复方法。书末还附有实训指导。

本书可供口腔医学、口腔医学技术专业师生使用。

图书在版编目(CIP)数据

全口义齿工艺技术/苏光伟,魏早主编.—武汉:华中科技大学出版社,2022.1
ISBN 978-7-5680-8014-9

Ⅰ. ①全… Ⅱ. ①苏… ②魏… Ⅲ. ①义齿学-教材 Ⅳ. ①R783.6

中国版本图书馆 CIP 数据核字(2022)第 011229 号

全口义齿工艺技术
Quankou Yichi Gongyi Jishu

苏光伟　魏　早　主编

策划编辑:蔡秀芳
责任编辑:郭逸贤
封面设计:原色设计
责任校对:阮　敏
责任监印:周治超
出版发行:华中科技大学出版社(中国·武汉)　　电话:(027)81321913
　　　　　武汉市东湖新技术开发区华工科技园　　邮编:430223
录　　排:华中科技大学惠友文印中心
印　　刷:武汉开心印印刷有限公司
开　　本:889mm×1194mm　1/16
印　　张:8.5　插页:4
字　　数:250 千字
版　　次:2022 年 1 月第 1 版第 1 次印刷
定　　价:39.80 元

高等职业学校"十四五"规划口腔医学、口腔医学技术专业实用技能型特色教材

编委会

网络增值服务使用说明

欢迎使用华中科技大学出版社医学资源网yixue.hustp.com

1.教师使用流程

（1）登录网址：<u>http://yixue.hustp.com</u> （注册时请选择教师用户）

（2）审核通过后，您可以在网站使用以下功能：

管理学生

建立课程　　　　　　　　　布置作业

下载教学　　　　教师　　　查询学生学习
资源　　　　　　　　　　　记录等

2.学员使用流程

建议学员在PC端完成注册、登录、完善个人信息的操作。

（1）PC端学员操作步骤

①登录网址：<u>http://yixue.hustp.com</u> （注册时请选择普通用户）

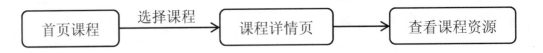

② 查看课程资源

如有学习码，请在个人中心-学习码验证中先验证，再进行操作。

```
首页课程 ──选择课程──▶ 课程详情页 ──▶ 查看课程资源
```

（2）手机端扫码操作步骤

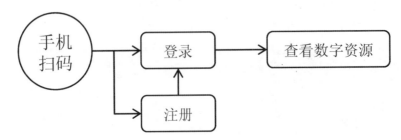

总　序

　　长期以来,口腔医学、口腔医学技术专业职业教育基本上是本科教育的压缩版,以学科系统化课程模式为主,强调知识的完整性和系统性,各门课程虽各有关联但又都自成体系。职业教育在学制短的情况下,很难达到培养目标的要求,学生往往需要毕业后再教育才能满足岗位要求。

　　在国家大力发展职业教育的新形势下,高职教育的指导思想不断成熟,培养目标逐渐明确。

　　为了在"十四五"期间进一步贯彻落实《国务院关于加快发展现代职业教育的决定》和《教育部关于深化职业教育教学改革全面提高人才培养质量的若干意见》等系列文件精神,服务"健康中国"对高素质口腔人才培养的需求,进一步强化高职口腔医学、口腔医学技术专业学生的职业技能,我们有必要进行教材建设,使专业教学符合当前高职教育发展的需要,以实现"以服务为宗旨,以就业为导向,以能力为本位"的课程改革目标。

　　经调研后,在教育部高职高专相关医学类专业教学指导委员会专家和部分高职高专示范院校领导的指导下,我们组织了全国近40所高职高专医药院校的近200位老师编写了这套高等职业学校"十四五"规划口腔医学、口腔医学技术专业实用技能型特色教材。

　　本套教材积极贯彻教育部《教育信息化"十三五"规划》要求,推进"互联网＋"行动,全面实施教育信息化2.0行动计划,打造具有时代特色的"立体化教材"。此外,本套教材充分反映了各院校的教学改革成果和研究成果,教材编写体系和内容均有所创新,在编写过程中重点突出以下特色:

　　(1)紧跟医学教育改革的发展趋势和"十四五"教材建设工作,具有鲜明的高等卫生职业教育特色。

　　(2)以基础知识点作为主体内容,适度增加新进展、新方向,并与劳动部门颁发的职业资格证书或技能鉴定标准和国家口腔执业医师资格考试有效衔接,使知识点、创新点、执业点三点结合。

　　(3)突出体现"校企合作""医教协同"的人才培养体系,以及教育教学改革的最新成果。

　　(4)增设技能教材实验/实训内容及相关栏目,适当增加实践教学学时数,提高学生综合运用所学知识的能力和动手能力。

（5）以纸质教材为载体和服务入口，综合利用数字化技术，打造纸质教材与数字服务相融合的新型立体化教材。

本套教材得到了专家和领导的大力支持与高度关注，我们衷心希望这套教材能在相关课程的教学中发挥积极作用，并得到读者的青睐。我们也相信这套教材在使用过程中，通过教学实践的检验和实际问题的解决，能不断得到改进、完善和提高。

高等职业学校"十四五"规划口腔医学、口腔医学技术专业实用技能型特色教材编委会

　　"全口义齿工艺技术"是口腔医学的重要组成部分和口腔临床核心课程之一。根据教学计划和教学大纲，从社会发展对高素质的高、中级修复技术专门人才需要出发，本书紧扣专业人才培养目标，坚持"三基"(基本理论、基本知识、基本技能)、"五性"(思想性、科学性、先进性、启发性、适用性)、"三特定"(特定对象、特定要求、特定限制)的原则，注重教材内容与职业岗位、职业能力、职业技能鉴定和国家口腔执业医师资格考试的有机衔接，力求应用性与系统性的统一，内容与形式的统一，职业能力培养与职业标准的统一，为学生学习、就业、可持续发展奠定坚实的基础。

　　本书理论部分共有十章。全书重点介绍了全口义齿的专业基础知识及临床和工艺技术操作技能。本书在编写形式上有以下几个特点：第一，为了便于教学，每章前有"学习目标"，同时在正文中以插入文本框的形式增设一定篇幅的拓展内容，如课堂互动等，并于章末设置了目标检测模块；第二，本书在编写过程中引入了临床实践中已成熟的新知识、新观点、新技术，淘汰已过时的教学内容；第三，本书在编写过程中更注重全口义齿修复前后的顺序性，使学生能自然、轻松地掌握全口义齿工艺技术；第四，加强了全口义齿各工艺技术的可操作性和图示性。

　　本书在编写过程中，得到了编者所在单位的大力支持，特此致谢。

　　由于编者的水平有限和客观上存在的困难，书中难免会有许多疏漏甚至谬误之处，恳请广大师生和读者不吝赐教，批评指正。

编　者

目 录

MULU

第一章　绪　论

学习目标

1. 掌握：全口义齿、全口义齿工艺技术的基本概念，全口义齿工艺技术的特点。
2. 熟悉：全口义齿修复的主要工艺流程。
3. 了解：全口义齿修复的发展历程。

一、全口义齿工艺技术相关概念及任务

全口义齿是指为牙列缺失患者制作的修复体，又称总义齿。牙列缺失是指整个牙弓上不存在任何天然牙或牙根，也称无牙颌。全口义齿由人工牙和基托两个部分组成。全口义齿靠义齿基托与黏膜紧密贴合及边缘封闭产生的吸附力和大气压力产生固位，吸附在上下颌牙槽嵴上，借基托和人工牙恢复患者的面部形态和功能。全口义齿是黏膜支持式义齿。如果仅上颌或下颌牙列缺失，所制作的义齿称为上颌总义齿或下颌总义齿，又称单颌总义齿。

由天然牙根支持的全口义齿称覆盖全口义齿，由种植体支持的全口义齿称种植全口义齿。

全口义齿工艺技术是研究全口义齿制作过程、技术、材料、器械设备及相关理论与实践的一门科学。全口义齿的修复对象是牙列缺失的患者，其主要任务是为无牙颌患者解决全部天然牙缺失和部分软、硬组织吸收与改变的问题，完成符合患者解剖生理要求的全牙列殆重建，从而恢复口颌系统的正常形态和生理功能，促进患者的身心健康。

二、全口义齿修复的发展历程

人类祖先很早就懂得了牙病防治的重要性，并积累了修复缺失牙及保持咀嚼功能的经验。巴黎卢浮宫博物馆中还存放着一个公元前400年至公元前300年腓尼基人的下颌骨标本，在这个颌骨上，可以看到两个去除牙根的自然中切牙通过金属丝结扎于两侧邻牙上，这可能是有据可查的最早的固定修复体的实物证据（图1-1）。

早期的缺牙修复方法，多是将脱落的人牙、兽牙、兽骨、竹、木、石材等磨削成天然牙的形状，再用麻线、肠线、丝线、金属丝等固定在缺隙旁的天然牙上，以此来修复个别或部分牙缺失。由于材料的原因，特别是受固位问题的限制，全口义齿的出现比其他修复方法相对晚一些。16世纪，已出现了用木头雕刻的全口义齿（图1-2），和用兽骨、象牙雕刻局部义齿的记载。被称为美国"独立之父"的华盛顿将军在18世纪所镶配的全口义齿，其人工牙是用河马牙雕刻并镶嵌在由桦木雕刻的基托上的，为了固位，还在两侧上下颌义齿后部基托间安装了弹簧辅助固位，这是那一时期口腔修复学发展的见证（图1-3）。这虽然是当时全口义齿的最佳方法，但这种方法在固位、外观、舒适度、功能等方面仍存在着许多问题。19世纪中叶，人们开始用陶瓷烧制牙，用橡胶制作义齿基托，用金、银等金属锤造牙冠和固定桥，使得口腔修复学大大地前进了一步。

现代口腔医学起源于20世纪初。失蜡铸造技术的广泛应用是现代口腔修复学的第一个

1

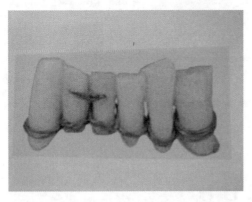

图 1-1　古代人用金属丝结扎天然牙做固定修复

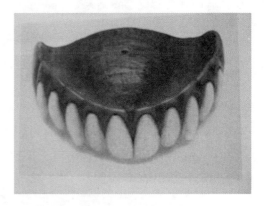

图 1-2　木头雕刻的全口义齿

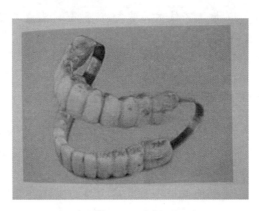

图 1-3　弹簧片辅助固位的全口义齿

里程碑;20 世纪 30 年代末丙烯酸塑料问世;20 世纪 50 年代出现了陶瓷熔附金属修复技术;20 世纪 60—70 年代出现了酸蚀-复合树脂粘结技术;20 世纪 60 年代种植义齿起步,经过几十年的研究和完善,其已经成为口腔修复的重要手段,被誉为"人类的第三幅牙",也被认为是 20 世纪口腔医学最重要的进展。随着计算机的广泛应用,20 世纪 80 年代出现了计算机辅助设计与计算机辅助制作(CAD/CAM)技术,这项技术的出现,从根本上改变了传统口腔修复的理念与方法,为口腔修复学和口腔工艺学带来了革命性的变化,代表了口腔修复学未来的发展趋势和方向。在全口义齿修复方面,随着人们对口腔解剖生理认识的逐渐加深和可调式𬌗架的研发使用,全口义齿修复在基础理论、临床实践和制作工艺技术方面得到迅速发展,不断得到完善。

三、全口义齿修复的主要工艺流程

全口义齿的修复比较复杂,技术含量高,修复难度大,初学者不易掌握。其主要修复过程及工艺流程如下。

1. 全口义齿修复前的准备　与患者交流,检查口腔情况,进行必要的外科处理。

2. 获得精确的无牙颌模型　模型应能够很好地显示无牙颌所有的解剖标志及黏膜皱襞的形态。

3. 颌位关系记录　用𬌗托记录下颌对上颌的垂直和水平位置关系。

4. 颌位关系转移　又称上𬌗架,就是将带有𬌗托的模型用石膏固定在𬌗架上。

5. 人工牙的排列　用人工牙和基托恢复患者具有个体特征的尽可能自然的外观,以达到咀嚼和发音的功能要求。

6. 试戴　在患者口腔内试戴义齿蜡型,若发现问题可及时修改或返工,以免造成全口义齿的最终失败。

Note

7. 全口义齿的完成 义齿蜡型经过装盒、除蜡、树脂充填及聚合、出盒磨光,最终完成全口义齿的制作。

8. 全口义齿的初戴 医生对义齿进行检查和调磨,对患者进行初戴指导。

四、全口义齿工艺技术的特点

全口义齿工艺技术的定义和性质决定了它具有以下三大特点。

1. 知识基础广 全口义齿制作的整个流程不仅与基础医学、临床医学、口腔医学等医学学科有着密切关系,而且与材料学、力学、美学、心理学紧密相关。

2. 实践性强 作为一门以实践和动手为主要治疗方式的临床课程,其整个治疗过程主要依靠医生、技师和护士的手工操作完成,涉及几十种技术和材料,这些操作都需要熟练的技术,需要经过长时间的专门训练方可掌握,这就需要修复工作者认真地进行实践、锻炼,这也是全口义齿工艺技术的特点和难点。

3. 美学素养要求高 牙列缺失以后会直接影响患者的咀嚼、消化功能,引起颌骨、颞下颌关节和咀嚼肌的改变,影响面容和发音,严重影响患者的身心健康。要解决这些问题,就要求修复工作者具有良好的美学素养,不仅要有丰富的口腔医学知识和娴熟的技术,还要认真学习美学、口腔医学美学、色彩学等知识,努力学习一些绘画和雕塑知识,只有具备了较高的美学素养,才能更好地创造美丽,更好地服务患者。

课堂互动

请学生分组,通过查找资料,相互讨论,总结早期缺牙时修复用的人工牙的优缺点,教师点评。

小 结

全口义齿工艺技术是研究全口义齿制作过程、技术、材料、器械设备及相关理论与实践的一门科学。全口义齿的修复制作比较复杂,技术含量高、修复难度大、初学者不易掌握。全口义齿工艺技术的定义和性质决定了它具有以下三大特点:知识基础广、实践性强、美学素养要求高。

目标检测

一、名词解释

1. 牙列缺失

2. 全口义齿

3. 全口义齿工艺技术

二、填空题

1. 全口义齿由_____和_____两个部分组成。

2. 早期缺牙修复时所用的人工牙多是将脱落的_____、_____、_____、_____和_____等磨削成天然牙的形状。

目标检测答案

Note

3. 全口义齿工艺技术有_____、_____、_____三大特点。

三、简答题

全口义齿修复的主要工艺流程有哪些?

（安阳职业技术学院　苏光伟）

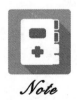

第二章　全口义齿与无牙颌

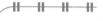

本章 PPT

学习目标

1. 掌握：无牙颌解剖标志，无牙颌分区，全口义齿结构。
2. 熟悉：全口义齿的固位原理，影响全口义齿固位和稳定的因素。
3. 了解：无牙颌患者的口腔组织改变。

全口义齿是为恢复天然牙列缺失患者的面容美观及咀嚼功能而制作的一种口腔修复体。

第一节　无牙颌的解剖

无牙颌是指天然牙全部缺失的上下颌，又称为上下颌牙列缺失。全口天然牙缺失后，口腔内软硬组织缺乏正常的功能刺激，导致牙槽骨及其周围的黏膜软组织、舌组织、面部咀嚼肌、颞下颌关节等发生结构和功能上的改变，增加了全口义齿的修复难度。为制作出更适合患者使用的全口义齿，需对牙列缺失后的口腔软硬组织结构进行全面的了解。

一、面部相关组织改变

（一）骨组织的改变

牙列缺失后，上下颌骨的改变主要表现为牙槽骨的吸收。牙槽骨是维持天然牙生存的基础，也是人体骨骼改建最活跃的部位，具有受压力吸收、受拉力增生的生物学特性。天然牙列缺失后，牙槽骨得不到正常骀力的生理性刺激，逐渐吸收形成牙槽嵴，且牙槽嵴的吸收呈持久性、终生性。

牙槽嵴的吸收速度和程度与缺失牙的原因、发生的时间、全身状况、骨质致密程度及代谢状况以及受力情况相关。

牙周病的根周骨组织呈持续性破坏，牙槽嵴在牙周病初期就有较明显的吸收，因而对牙周病患者而言，其牙槽嵴吸收的速度较为迅速；龋病、根尖病无法治愈而进行的牙拔除的患者，根据病程持续时间、拔牙难易程度，其牙槽嵴吸收速度也不同。拔牙后前 3 个月内牙槽嵴的吸收速度最快，半年后吸收速度显著下降，2 年后趋于稳定，之后，剩余牙槽嵴以每年吸收约 0.5 mm 的水平持续终生。

牙槽嵴的吸收程度与骨致密程度有直接关系，在疏松的颌骨内吸收相对较快。上下颌骨内外侧骨板致密度不同，上颌骨外侧骨板较内侧骨板疏松，而下颌骨外侧骨板较内侧骨板致密，所以，上颌牙槽嵴外侧骨板较内侧骨板吸收得多，吸收方向为向上、向内，结果使上颌骨的外形逐渐缩小；下颌牙槽嵴吸收方向为向下、向外，下牙弓逐渐变大。最终，导致上下颌骨间的

Note

关系失去协调,表现为下颌前突、下颌角变大、髁突异位,继而引起颞下颌关节改变和功能紊乱。同时,随着牙槽嵴的高度与大小不断削减,切牙乳突、颧弓、颏孔、外斜嵴及下颌隆突等结构与牙槽嵴顶的距离逐渐接近甚至与之平齐;腭穹隆变浅变平。

牙槽嵴的吸收与患者全身状况和骨代谢状况有关。全身状况差、营养不良、骨质疏松的患者,牙槽嵴吸收较快。此外,牙槽嵴的持续吸收情况还与是否进行全口义齿修复及修复效果有关。及时进行合适的全口义齿修复,可使适宜的𬌗力对牙槽嵴产生良好的刺激作用,有利于牙槽嵴的血液循环和代谢。未进行全口义齿修复或佩戴不合适全口义齿者,上下颌骨得不到足够的功能刺激,破骨细胞和成骨细胞的活力失去平衡,缺乏力的刺激,牙槽嵴产生失用性萎缩;反之,当全口义齿与牙槽嵴的持续吸收不匹配时,义齿在行使功能时处于不稳定状态,可导致局部压力集中,超过生理限度的𬌗力也会加速牙槽嵴的吸收。一般情况下,全口义齿使用3～4年应当调𬌗与重衬,7～8年应当更换。

(二) 软组织的改变

正常情况下,牙槽骨与天然牙将口腔分为口腔前庭与口腔本部,牙列缺失患者由于牙槽骨的不断吸收,与之相关联的软组织也发生相应的位置变化,唇颊系带与牙槽嵴顶的距离变短甚至平齐,前庭沟及口底深度变浅,口腔前庭与口腔本部无明显界线。

牙列缺失后,面下 1/3 唇颊部失去牙列的支撑,向内塌陷;牙槽嵴的吸收使面下 1/3 距离变短;同时,因正常咀嚼功能的丧失,咀嚼肌发生失用性萎缩,唇颊内陷加重,口角下垂,鼻唇沟加深,口周皮肤皱褶增加等,呈衰老面容。

舌在牙列缺失后,失去牙列的限制而不同程度伸展、扩大,充满整个口腔,导致舌的形态发生改变、功能出现异常,舌与内陷的颊部软组织接触,影响全口义齿的佩戴。牙列缺失后,口腔肌张力平衡被破坏,软组织失去正常的张力和弹性,患者的黏膜变薄,敏感性增加,特别在伴味觉异常和口干等现象的情况下,患者容易出现戴义齿疼痛。

(三) 颞下颌关节的改变

牙列缺失后,颌间距离变短,咀嚼肌失去正常张力,患者靠前牙区上下牙槽嵴顶挤压食物,下颌过度向前向上伸,髁突向后异位,压迫周围血管、神经,下颌的生理位置改变,长此以往,出现开闭口型异常、关节弹响、疼痛等颞下颌关节功能紊乱的症状。

课堂互动

以宿舍为单位,请同学们将课前收集到的自己身边无牙颌患者的情况制作成 PPT(配图片)并上台进行讲解,最后,找出相同点和不同点。

二、无牙颌的解剖标志与分区

制作全口义齿与无牙颌的解剖结构关系密切。全口义齿由基托和人工牙组成,人工牙位于基托之上,而基托则覆盖在上下颌牙槽嵴及其周围组织的黏膜表面上,同时向基托下的组织传导人工牙的𬌗力。全口义齿功能的实现,需要基托与口内相应组织建立稳定、和谐的关系。

上下无牙颌表面解剖标志繁多(图 2-1),均具有重要的生理学意义。

(一) 牙槽嵴

牙槽骨是天然牙存在的基础,天然牙缺失后,牙槽骨逐渐被吸收,变窄变低,形成狭窄的牙槽嵴(alveolar ridge)。牙槽嵴上覆盖的黏膜表层为鳞状上皮,角化度高,其黏膜下层则与骨膜

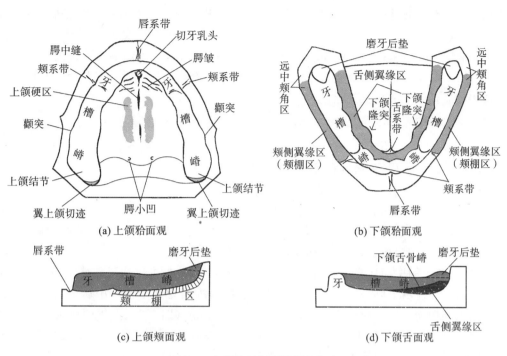

图 2-1 上下无牙颌表面解剖标志

紧密相连,构成能承担较大咀嚼压力的基托承载面。上下颌牙槽嵴将整个口腔分为外部的口腔前庭以及内部的口腔本部。

(二)口腔前庭

口腔前庭(oral vestibule)为牙槽嵴与唇、颊侧黏膜之间的潜在间隙,容纳全口义齿的唇、颊侧基托。这部分组织的黏膜下为疏松结缔组织,与基托边缘能紧密贴合。全口义齿在不妨碍唇、颊肌活动的情况下应在此尽量伸展唇、颊侧基托,以保证基托边缘有良好的封闭性。口腔前庭从前向后有以下解剖标志。

1. 唇系带(labial frenum) 位于口腔前庭内正中,原则上应与左右中切牙近中交界线的延长线重叠,为一扇形或线形的黏膜皱襞,是口轮匝肌在颌骨上的附着部,可随唇肌运动产生较大的形态变化。全口义齿基托在此形成切迹,避开此系带,以免因系带移动而影响义齿固位。上唇系带与下唇系带遥遥相对,上唇系带较下唇系带明显。

2. 颊系带(buccal frenum) 位于口腔前庭内相当于双侧上下颌前磨牙牙根部的牙槽嵴顶颊侧的黏膜皱襞,是提口角肌的表面附着处,呈扇形,较宽而扁,数目不定。可动度较小,全口义齿基托也应在此形成切迹。颊系带将口腔前庭分为前弓区和后弓区:颊系带之间牙弓为前弓区,颊系带以后为后弓区。

3. 颧突(zygomatic process) 位于后弓区,相当于双侧上颌第一磨牙根部的骨突,外形较膨隆,表面覆盖的黏膜较薄,附着颊肌,基托边缘在此应做缓冲,防止无牙颌患者出现黏膜压痛或因义齿以此为支点而出现前后翘动。

4. 上颌结节(maxillary tuberosity) 位于双侧上颌牙槽嵴远端的圆形骨突,深层有颊肌及颞肌的下部纤维附着,表面覆盖黏膜,颊侧多存在明显倒凹,与颊黏膜之间形成颊间隙(buccal space),全口义齿在此区应覆盖过上颌结节并在此充满颊间隙,可增加全口义齿的固位力。

5. 颊侧翼缘区(buccal flange area) 位于下颌后弓区,在下颌颊系带与咬肌下段前缘之间。当下颌后部牙槽嵴吸收平坦时,该区又称颊棚区。此区外侧是下颌骨外缘,内侧是牙槽嵴的颊侧斜坡,前缘是颊系带,后缘是磨牙后垫。此区面积较大,骨质致密。义齿基托在此区内可有较大范围的伸展,此区组织可承受较大的咬合力,有支持及稳定义齿的作用。

6. 远中颊角区(distal buccal angle area) 位于咬肌前缘,下颌颊侧翼缘区的后方。因受咬肌活动的影响,义齿基托边缘在此不能过多伸展,否则会因咬肌活动与基托边缘摩擦而引起疼痛,或因咬肌活动使义齿上升松动。

(三) 口腔本部

口腔本部位于上下颌牙槽嵴的舌侧,上为腭顶,下为口底,是舌运动的主要空间,食物在此经舌的搅拌、推送等作用,被送入食管。全口义齿的舌腭侧基托位于口腔本部。本区内的解剖标志如下。

1. 切牙乳突(incisive papilla) 位于上颌腭中缝前端,左右上颌中切牙的腭侧正中线上,为梨形、卵圆形或不规则的软组织突起。乳突下方有切牙孔,其内通行鼻腭神经和血管,义齿基托组织面在此需适当缓冲,以免因压迫乳突产生疼痛。

切牙乳突与上颌中切牙之间相对位置较固定,在无牙颌中,可以切牙乳突作为排列上颌中切牙的参考标志:左右上颌中切牙的排列以切牙乳突为准实现两个上颌中切牙交界线与乳突中线对齐;上颌中切牙唇面应距离切牙乳突中点 8~10 mm(图 2-2);上颌两侧尖牙牙尖顶的连线应在切牙乳突中点前后 1 mm 范围内。当牙列缺失后,上颌骨唇侧骨板吸收较多,切牙乳突位置相对前移,则上颌两侧尖牙牙尖顶间的连线可位于切牙乳突后缘。

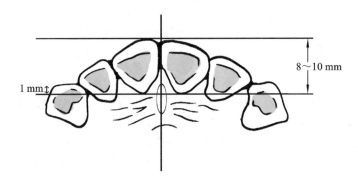

图 2-2 切牙乳突中点在排列人工牙中的应用

2. 腭皱(palatal rugae) 位于上颌腭侧前部,于腭中缝的两侧,为多条不规则的波浪形软组织横嵴,气流通过腭皱改变流速,从而辅助发音;同时,腭皱可协助舌头感知口内微小物体。腭皱的形状随年龄增长而趋于平缓。

3. 上颌硬区(hard area) 又称上颌隆突,位于腭中部前份,为嵴状骨组织隆起。因其表面覆盖的黏膜甚薄,故受力后易产生疼痛。义齿组织面在此区应进行相应缓冲,以防产生压痛、左右翘动或折裂。

4. 腭小凹(palatine fovea) 位于上颌腭中缝后部的两侧,软、硬腭连接处稍后方,左右各一个,是口内黏液腺导管的开口,参与分泌唾液。上颌全口义齿的基托后缘中部应在腭小凹后 2 mm 处。

5. 颤动线(vibrating line) 位于软、硬腭连接处,可随患者发"啊"音而出现轻微颤动现象,故也称"啊"线,包括前颤动线和后颤动线。前颤动线在硬腭和软腭的连接区,约在翼上颌切迹与腭小凹的连线上。后颤动线在软腭腱膜和软腭肌的连接区(图 2-3)。前后颤动线之间的区域称为后堤区,宽 2~12 mm,平均 8.2 mm,有一定的弹性,上颌全口义齿基托组织面对后堤区施加适当压力,可形成上颌全口义齿后缘的封闭区,起到边缘封闭作用,增加上颌全口义齿的固位力。

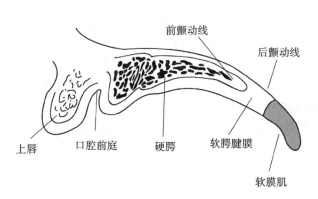

图 2-3 前后颤动线位置与周围组织的关系

6. 腭穹隆(palatal vault) 呈拱形,由软、硬腭组成。硬腭的前 1/3 为高度角化的复层鳞状上皮,其下为紧密的黏膜下层,可以承受较大的咀嚼压力;硬腭的后 2/3 含较多的脂肪和腺体,可分泌唾液。腭穹隆根据形态分为高拱形、中等形及平坦形三种(图 2-4)。后堤区根据腭穹隆的不同形态产生不同固位力。第一类,高拱形,腭穹隆较高,软腭向下弯曲明显,后堤区较窄,不利于义齿固位;第三类,平坦形,腭穹隆较平坦,后堤区较宽,有利于义齿固位;第二类,中等形,腭穹隆形态介于第一类与第三类之间,亦有利于义齿固位。

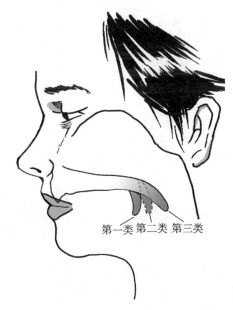

第一类 第二类 第三类

图 2-4 腭穹隆类型

第一类:高拱形;第二类:中等形;第三类:平坦形

7. 翼上颌切迹(pterygomaxillary notch) 位于双侧上颌结节之后,蝶骨翼突与上颌结节后缘之间的骨间隙,表面有黏膜覆盖,形成软组织凹陷,是口腔前庭和口腔本部在上颌后部的交界以及上颌全口义齿左右两侧后缘的界线。

8. 舌系带(lingual frenum) 位于口底的中线处的扇形黏膜皱襞,将口底与舌腹相连,随舌运动而具有较大的活动性。全口义齿舌侧基托应在此形成切迹,以免影响舌的活动或因舌的活动而影响全口义齿的稳定性。

9. 舌下腺(sublingual gland) 位于舌系带两侧,左右各一个,在下颌骨舌面的舌下腺凹内,可随下颌舌骨肌的运动而上升或下降。全口义齿在此区相应的舌侧基托边缘不能过长,以免舌运动时推起下颌全口义齿。

10. 下颌隆突 位于双侧下颌前磨牙根部位置的舌侧牙槽嵴,呈隆起状,表面覆盖的黏膜

Note

9

较薄,下颌隆突的形状、大小随隆起程度不同而个体差异较大。单侧隆起或隆起不显著的,下颌义齿基托在此做适当缓冲;若下颌隆突过分突出,在其下方形成显著倒凹;或双侧下颌隆突明显者,需先施行手术铲除再制作全口义齿。

11. 下颌舌骨嵴(mylohyoid ridge) 位于下颌骨两侧后牙区舌侧骨面上,从第三磨牙向前下方斜向前磨牙区,由宽变窄,表面覆盖的黏膜较薄,其下方有不同程度的倒凹。全口义齿的舌侧基托边缘应盖过此区,基托组织面在此做适当缓冲,避免产生压痛。

12. 舌侧翼缘区(lingual flange area) 舌侧翼缘区是下颌与下颌全口义齿舌侧基托接触的各部位解剖组织,从前向后包括舌系带、舌下腺、下颌舌骨肌、舌腭肌、翼内肌、咽上缩肌。舌侧翼缘区后部对下颌全口义齿的固位起重要作用,义齿基托在此处应有足够的伸展。

13. 磨牙后垫(retromolar pad) 位于下颌两侧最后一颗磨牙牙槽嵴远端,为一圆形、卵圆形或梨形的黏膜软垫,由疏松的结缔组织构成,含有黏液腺,覆盖在磨牙后三角上。下颌全口义齿后缘应盖过磨牙后垫1/2或全部才能达到良好的边缘封闭作用。磨牙后垫吸收较少,可作为排列人工牙的参考标志。从垂直向看,全口义齿下颌殆面应与磨牙后垫的1/2等高;从前后向看,下颌第二磨牙应位于磨牙后垫前缘;从颊舌向看,下颌人工牙后牙的舌尖应落在由磨牙后垫颊面、舌面与下颌尖牙的近中面形成的三角形区域内(图2-5)。

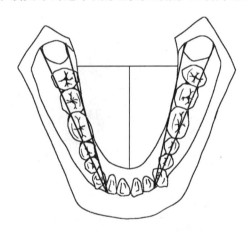

图 2-5 磨牙后垫作为排列人工牙的标志

(四)无牙颌分区

全口义齿功能的发挥,首先需要义齿能稳定地固位在口腔内,不脱落;全口义齿行使良好的咀嚼功能,需要在无牙颌各部分软硬组织结构的支持下,通过义齿将殆力有效地传导到颌骨等组织;同时,正确的殆力传递,能使颌骨组织得到健康的生理性刺激,减缓牙槽嵴的吸收。

无牙颌由黏膜、黏膜下组织和骨组织组成,各部位组织的结构、黏膜厚薄、弹性等差异很大,承受来自全口义齿基托施加的压力的能力也不同。根据无牙颌各部位的组织特点,结合全口义齿对各部位的功能要求,将无牙颌分为四个区,即主承托区、副承托区、边缘封闭区和缓冲区(图2-6)。

1. 主承托区 主承托区(primary stress-bearing area)指上下颌牙槽嵴顶区、腭穹隆、颊侧翼缘区,是垂直于殆力受力方向的区域,为全口义齿殆力的主要承托区。此区骨组织表面被覆着高度角化的复层鳞状上皮,上皮下有致密的黏膜下层附着,能承受较大的咀嚼压力,抵抗义齿基托的碰撞而不致造成组织的创伤。通常人工牙应排列在牙槽嵴顶区,义齿基托与主承托区黏膜应紧密贴合。

2. 副承托区 副承托区(secondary stress-bearing area)指上下颌牙槽嵴的唇颊侧、舌侧和硬腭大部分区域,不包括上颌硬区,是与殆力受力方向成角度的区域。副承托区与主承托

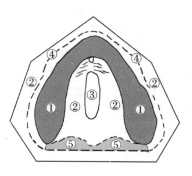

(a) 上颌无牙颌分区

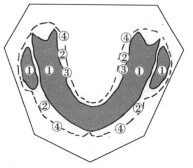

(b) 下颌无牙颌分区

图 2-6 无牙颌分区
①主承托区;②副承托区;③缓冲区;④边缘封闭区;⑤后堤区

区之间无明显界线。副承托区与唇颊的界线为口腔前庭黏膜反折线,与舌的界线为口底的黏膜反折线。此区骨面有黏膜、黏膜下层、脂肪和腺体组织,下颌还有肌附着点和疏松的黏膜下组织。副承托区支持力稍差,不能承受较大的压力,只能协助主承托区承担咀嚼压力。义齿基托与副承托区黏膜间也应紧密贴合。

3. 边缘封闭区 边缘封闭区(border seal area)是与义齿基托边缘相接触的软组织部分,如黏膜皱襞、系带附着处、上颌后堤区和下颌磨牙后垫,此区有大量疏松结缔组织,不能承受咀嚼压力。这些组织可以紧密地与基托边缘贴合,共同形成全口义齿良好的边缘封闭作用,阻止空气进入基托与组织之间,从而形成负压和基托与黏膜之间的吸附力,以保证义齿的固位。位于此区的基托边缘应制成略厚的圆钝形,并与该区黏膜相贴合,使唇、颊、舌肌在静止与活动状态下均可保证基托边缘与黏膜形成良好的封闭作用。上颌后堤区软组织有明显的可让性,此区的基托后缘组织面可略突起形成后堤。义齿就位后,突起的后堤压迫该区软组织,使之轻度凹陷,软腭向上移动时软组织受压减轻,但仍与基托保持良好的接触,如此有利于上颌义齿后缘的封闭。

4. 缓冲区 缓冲区(relief area)主要指无牙颌的上颌隆突、颧突、上颌结节的颊侧、切牙乳突、下颌隆突、下颌舌骨嵴以及牙槽嵴上的骨性隆起的区域。这些部位表面覆盖的黏膜较薄,不能承受咀嚼压力,戴义齿后易产生压痛和义齿翘动。因此,该区相应的基托组织面应做适当缓冲,两者之间形成小间隙,避免组织受压疼痛。

课堂互动

  每个同学灌制一副标准无牙颌模型,并在上面标出相应的解剖结构名称,同学之间相互批改作品。

三、义齿结构与相应组织的关系

(一) 全口义齿结构

全口义齿由人工牙和基托两个部分组成,它们共同构成义齿的三个面,即组织面、磨光面、咬合面(图 2-7)。三者的形态对修复无牙颌患者缺失的牙列及吸收的口腔组织,恢复患者的面部形态和咀嚼功能,保持全口义齿的稳定和舒适有很大的意义。

1. 组织面 组织面(tissue surface)是义齿基托与口腔黏膜组织接触的部位,它通过与口

Note

腔黏膜组织紧密贴合(缓冲区除外),在二者之间形成大气负压和吸附力,从而使全口义齿牢固地固位于无牙颌口腔内,并达到分散传导咀嚼压力的作用,组织面应对黏膜无刺激性。

2. 磨光面 磨光面(polished surface)是义齿基托与唇、颊、舌黏膜接触的部分,其外形由不同的凹面构成。磨光面的曲度、义齿周围边缘的宽度和人工牙的颊舌位置正常时,舌和颊才有帮助义齿固位和稳定的作用。义齿磨光面与水平力量有关,磨光面倾斜度合适,义齿舌侧磨光面与唇颊侧磨光面受到的肌力处于平衡状态,义齿保持稳定;磨光面倾斜度不合适,义齿颊舌两侧所受肌力为非水平方向的力量,义齿无法稳定甚至可能脱位。磨光面应光亮,可增加口腔黏膜的舒适感,减小唇、颊、舌运动时与之产生的摩擦力,有利于义齿的固位和稳定。

3. 咬合面 咬合面(occlusal surface)是全口义齿上下颌人工牙咬合接触的部位。咬合时,咀嚼系统所产生的𬌗力通过人工牙咬合面传递到基托组织面所接触的口腔软硬支持组织上。当咬合力均匀分布在支持组织上,全口义齿获得良好的固位。基托组织面与支持组织密合,上下颌人工牙之间广泛紧密接触,达到平衡𬌗,有利于𬌗力沿垂直方向施加于义齿上,使全口义齿在口内保持稳定。

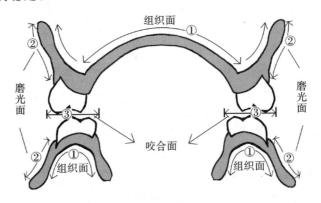

图 2-7 全口义齿结构的三个面
①组织面;②磨光面;③咬合面

(二) 义齿间隙

"中性区"的学说由 Fish 在 1931 年提出,又称为义齿间隙(图 2-8)。中性区原为天然牙列及相关组织所占据的空间,天然牙在此区域中受到来自颊舌相反方向的相等的力,舌肌由内向外,口轮匝肌和颊肌由外向内。牙列缺失后,中性区是口腔内容纳义齿的潜在空间,是全口义齿和周围软组织处于平衡的区域。

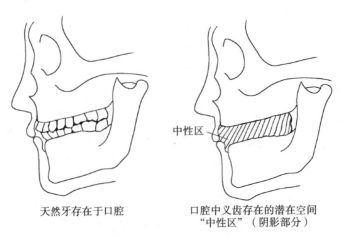

天然牙存在于口腔　　　　口腔中义齿存在的潜在空间
　　　　　　　　　　　　"中性区"(阴影部分)

图 2-8 口腔中天然牙与义齿间隙("中性区")

随着牙槽嵴的不断变化,义齿间隙的大小在同一个体也会随缺牙时间的长短而变化。对全口义齿基托厚度和范围做出相应调整,使全口义齿充满在中性区,达到最佳功能状态,以便恢复患者的面容,同时不妨碍唇、颊、舌肌的正常活动。

第二节 全口义齿的分类

随着现代口腔医学和修复技术的发展与进步,全口义齿的修复已经不只是用塑料基托承载人工牙这样传统的单一方法。新材料、新技术、新理论的出现与应用,大大丰富了全口义齿修复的手段和方法。全口义齿按照基托材料与使用目的,通常分类如下。

一、按基托材料分类

1. 树脂基托义齿 除人工牙以外的义齿基托全由树脂构成。
2. 金属基托义齿 与腭黏膜接触的基托全部或部分由金属构成。

二、按使用目的分类

1. 终义齿 拔牙后,伤口完全愈合,牙槽骨吸收达到稳定时,在无牙颌的形状基本不再变化的状态下所制作的全口义齿。
2. 暂义齿 在戴入终义齿前,为了维持患者的容貌,维持咀嚼功能和咬合关系等,仅在一定期限(牙槽骨吸收达到稳定)使用的全口义齿。
3. 即刻义齿 患者尚有天然牙时推测拔牙后的状态,预先做好的义齿,可在牙拔除后立即戴入患者口腔的全口义齿。

第三节 全口义齿的固位和稳定

全口义齿能固位于无牙颌口腔中,保持稳定,并发挥良好的咀嚼功能,是进行全口义齿修复的主要目标。全口义齿的固位是指义齿抵抗从口内垂直脱位的能力,即义齿不会殆向脱位。固位不好,患者容易出现张口即脱位。全口义齿的稳定是指义齿对抗水平和转动的力量,防止义齿侧向和前后向脱位。义齿不稳定,在说话和咀嚼时则会侧向移位或翘动,造成义齿脱位,同时对牙槽嵴造成创伤。固位是全口义齿恢复患者容貌及咀嚼功能的前提和保障,也是全口义齿稳定的基础。

一、全口义齿的固位原理

全口义齿的固位,主要依靠义齿基托和口腔内组织间紧密的贴合产生。其固位力包括大气压力、吸附力和表面张力。

(一)大气压力

根据物理学原理,当两个物体之间产生负压,周围空气不能进入两者之间时,两个物体会被外界的大气压力紧压在一起无法分开,只有使用一定力量破坏两者间的负压之后,才能将两个物体分开。全口义齿基托与其覆盖的黏膜表面之间紧密接触,基托边缘与周围的软组织形

13

成良好的边缘封闭作用,空气不能进入基托和黏膜之间时,在两者之间形成负压,义齿获得良好固位,不会脱落。一旦良好的边缘封闭作用被破坏,空气进入基托和黏膜间,无法形成负压,大气压力无法发挥作用,全口义齿便无法获得固位。基托边缘封闭作用越好,大气压力的作用越强。

基托受到的大气压力与跟黏膜接触的基托面积的大小有关,基托面积越大,义齿上受到的大气压力的总和越大,则固位越好。

（二）吸附力

吸附力是两个物体之间的相互吸引力,包括附着力和黏着力。附着力是指不同分子之间的吸引力;黏着力是指相同分子之间的内聚力。全口义齿的基托组织面和无牙颌黏膜表面紧密贴合,两者之间存在一薄层唾液,在基托组织面与唾液、唾液与黏膜之间产生附着力,唾液中的分子之间产生黏着力(内聚力),它们共同产生的吸附力可使全口义齿获得固位。

吸附力的大小与基托和黏膜之间的接触面积及密合程度有关。接触面积越大、越密合,其吸附力也就越大。

吸附力的大小也与唾液的质和量有关,唾液的黏稠度高,流动性小,可加强附着力和黏着力,从而增加义齿的固位效果;唾液的黏稠度低,流动性大,则会减弱固位效果。但唾液过于黏稠,不易在义齿基托组织面与黏膜间形成一薄膜,则吸附力减弱,固位效果不好。唾液分泌量少,患者口腔干燥,唾液分子在基托组织面与黏膜之间无法形成吸附力,义齿固位困难,口腔黏膜易受刺激,产生疼痛和黏膜炎症。

（三）表面张力

促使液体表面收缩的力称为表面张力,是液体分子之间互相吸引形成的内聚力,也是液体表面抵抗扩张的力量。全口义齿基托边缘与黏膜之间通过唾液内部分子之间的相互吸引力,使外层分子受到内部分子的吸引,产生向液体内部运动的趋势,而形成半月形的液体表面。两个物体表面之间的间隙越小,所形成的半月形液体表面越完全,表面张力也就越大。如果两个物体表面之间的间隙较宽,半月形的液体表面被牵引,当表面张力不能维持两个物体表面接触或半月形液体表面破裂时,空气进入基托的组织面和黏膜之间,负压被破坏,大气压力对基托的支持作用随之消失,义齿脱落。

理论与实践

大气压力、吸附力、表面张力实验:请同学们利用挂钩吸盘、玻璃板、胶水、滴管等材料,感受大气压力、吸附力、表面张力的产生和大小。由此引导大家认识全口义齿的固位原理。

二、影响全口义齿固位的因素

患者的颌骨解剖形态,唾液的质和量,基托的形态、面积大小、边缘伸展等因素均会影响到义齿的固位。

（一）颌骨的解剖形态

固位力的大小与基托面积大小成正比,颌骨的解剖形态直接影响到基托面积的大小。颌弓宽大,牙槽嵴高而宽,腭穹隆高而深,系带附着距离牙槽嵴顶较远,则基托面积大,固位作用好。如颌弓窄小,牙槽嵴低而窄,腭穹隆平而浅,系带附着距离牙槽嵴顶较近,则基托面积小,固位作用差。牙槽嵴上的常见隆突及其下的倒凹,如上颌结节颊侧、下颌隆突等部位,可产生机械卡抱,增强全口义齿的固位。

(二)口腔黏膜的性质

口腔黏膜的性质与义齿固位有关:黏膜厚薄适宜,有一定弹性和韧性,则基托组织面与黏膜易于密贴,边缘易获得良好的封闭效果,义齿固位增强。反之,如黏膜过薄,没有弹性,则基托组织面不易与黏膜贴合,无法获得良好的边缘封闭效果,义齿固位差,容易产生压痛。覆盖在硬腭和牙槽嵴上的黏膜致密并紧密地附着在下面的骨质上,有利于支持义齿。在唇、颊、舌沟处的黏膜,含有疏松的黏膜下层组织,义齿边缘易伸展到移行皱襞,可获得良好的边缘封闭效果,也有利于义齿的固位。

(三)基托边缘伸展的范围

基托边缘伸展范围、厚薄和形状,对义齿的固位非常重要。基托边缘在不影响周围组织正常功能的情况下,应尽量伸展,并与移行黏膜皱襞保持紧密接触,获得良好的封闭效果,以对抗义齿的脱位力。

上颌基托唇颊边缘应伸展到唇颊沟内,唇、颊系带处的基托边缘应做成"V"形切迹,以免妨碍系带活动,导致义齿脱落。上颌结节的颊侧间隙处,基托边缘应伸展到颊间隙内,且边缘圆钝,以利于固位。基托后缘应止于硬、软腭交界处的软腭上,基托后缘在此稍加压,形成后堤区,以加强义齿后缘的封闭作用,形成大气压力。义齿后缘两侧应伸展到翼上颌切迹。

下颌基托的唇颊边缘应伸展到唇颊沟内。舌侧边缘应伸展到口底。唇、颊、舌系带边缘应做成"V"形切迹。基托后缘应盖过磨牙后垫的前1/2或全部,基托边缘应圆钝,与黏膜皱襞紧密接触,以获得良好的边缘封闭效果。

(四)唾液的性质

唾液的质和量可影响义齿的固位。唾液的黏稠度、流动性和量适中,在基托和黏膜间可形成一层唾液薄膜,吸附力强,有利于义齿固位。唾液过于黏稠或稀薄,流动性过大或过小,量过多或过少,无法形成唾液薄膜者,则不利于义齿固位。帕金森病患者由于共济失调,吞咽困难,口底易积存大量唾液,影响下颌全口义齿固位;口腔干燥症及颌面放射治疗后,患者唾液分泌量极少,义齿固位不良。

(五)重力

当无牙颌患者处于直立姿势时,重力使上颌义齿脱离上颌黏膜,不利于固位;重力使下颌义齿紧贴黏膜,有利于固位;在大多数情况下,重力对义齿的影响较小。理论上,当上颌义齿制作材料重量明显增加时,义齿重量对义齿的固位将产生较大影响。同理,加大下颌义齿重量可以加强义齿的固位。

(六)粘合剂的使用

义齿粘合剂的主要作用如下:①增强义齿与黏膜间的吸附力及义齿与黏膜间液体的黏稠度;②减少义齿与黏膜间的空隙。通过这两个方面的作用增大义齿与黏膜间的力,进而增强义齿的固位。

三、影响全口义齿稳定性的因素

理想的全口义齿要求义齿周围组织提供抵抗水平脱位的力量,使全口义齿有良好的固位,并在行使功能(如咀嚼、说话)时不脱落。义齿的不稳定由人工牙的位置、磨光面的外形与唇、颊、舌肌功能不协调所产生的水平力量引起。因此,需从咬合、排牙及基托形态三个方面保证义齿的稳定性。

（一）良好的咬合关系

正常的自然牙列在正中咬合时,可以达到上下颌牙列𬌗面尖窝交错,下颌与上颌的位置关系稳定,容易重复。全口义齿戴在无牙颌患者口内时,上下人工牙列的尖窝交错关系应符合该患者上下颌的位置关系。而且上下牙列间要有均匀、广泛的接触,此时,咬合力使全口义齿与黏膜贴合得更紧密,增加义齿的固位力。如果义齿的咬合关系与患者上下颌的颌位关系不一致,或上下人工牙列的咬合存在早接触,患者咬合时,会出现义齿翘动,义齿脱位。制作全口义齿时,确定正确的颌位关系和建立良好的咬合平衡极其重要。

（二）合理的排牙

天然牙列的位置应处于唇颊肌向内的力与舌肌向外的力大体平衡的牙槽嵴顶区。如果全口义齿的人工牙列能刚好排在原天然牙列的位置,则人工牙所受唇颊肌和舌肌的力量达到平衡,义齿将获得良好的固位。如果排牙明显偏向唇颊或舌侧,唇颊肌或舌运动时就很容易破坏义齿的稳定性,义齿容易脱落、摇摆或翘动。

全口义齿人工牙排列应遵循一定的规律,形成合适的补偿曲线、横𬌗曲线,做到上下颌做正中咬合时,人工牙𬌗面均匀、广泛接触;在前伸、侧向运动时均达到平衡𬌗,以利于义齿的稳定。如果正中咬合存在早接触,前伸、侧方运动未达到平衡,咬合时,会出现义齿翘动、脱位。𬌗平面对义齿的稳定性也有影响。当𬌗平面表现为前牙区高、磨牙区低,则会出现上颌义齿向远中、下颌义齿向前方的移位,义齿稳定性不良;反之亦然。

（三）有利于固位的基托形态

全口义齿在患者口内行使功能的过程中,唇、颊、舌肌及口底组织都参与咀嚼活动,但各肌肉收缩的力量大小和方向不相同。为获得有利于义齿稳定的肌力和减少不利的因素,需调整磨光面形态。基托磨光面应呈凹面,唇、颊、舌肌作用在基托上时对义齿形成挟持力,使义齿更加稳定(图 2-9)。基托边缘应恰好位于黏膜反折线处,呈略厚的圆钝形才能有利于义齿的固位。

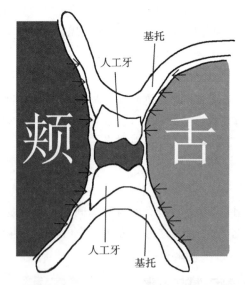

图 2-9　基托磨光面形成凹面,唇、颊、舌侧对义齿形成挟持力

（四）全口义齿固位和稳定的关系

全口义齿的固位和稳定,是相互影响的,二者缺一不可。固位力强可以弥补稳定性方面存在的不足,而牙槽嵴萎缩等解剖因素造成的固位力差,则可通过改进磨光面、咬合面形态得到弥补。因此,良好的固位和稳定是全口义齿修复成功的基本要素。

小 结

牙列缺失后会出现牙槽嵴与颌骨萎缩吸收,造成面部软组织及颞下颌关节的改变,导致诸多影响患者身心健康的后果。无牙颌解剖标志、无牙颌分区及义齿结构与相邻组织的关系是全口义齿制作的重要基础知识;固位和稳定是全口义齿修复应解决的主要问题,也是修复成功的基本保障;全口义齿分类是研究和实践的基础。

目标检测

一、选择题

1. 全口义齿是为( )患者制作的义齿。

A. 牙列缺损　　B. 牙列缺失　　C. 牙体缺失　　D. 牙体缺损

2. 口腔前庭区需要缓冲的解剖标志是( )。

A. 上颌结节　　B. 颊侧翼缘区　　C. 上颌硬区　　D. 舌系带

3. 排列上颌前牙的解剖标志是( )。

A. 腭皱　　　　B. 切牙孔　　　C. 切牙乳突　　D. 唇系带

二、填空题

1. _____把整个口腔分为内外两个部分:_____和_____。

2. 颊系带是_____的附着处,附着在牙槽嵴顶的颊侧呈_____形。

3. 磨牙后垫可作为指导排列人工牙的标志,从颊舌向看,_____形成一个三角形,一般来说,下颌后牙的_____应位于此三角形内。

三、判断题

1. 全口义齿是为牙列缺损患者制作的修复体。 ( )

2. 全口义齿由组织面、磨光面、咬合面三个面组成。 ( )

3. 全口义齿的固位和稳定之间不存在关系。 ( )

四、简答题

1. 位于口腔前庭的无牙颌解剖标志有哪些?

2. 位于口腔本部的无牙颌解剖标志有哪些?

3. 影响全口义齿固位和稳定的因素有哪些?

(漳州卫生职业学院　高巧虹)

知识链接
2-1

目标检测答案

Note

第三章 全口义齿的印模和模型

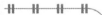

学习目标

1. **掌握**：个别托盘的制作，围模灌注的操作方法，工作模型的处理方法。
2. **熟悉**：全口义齿印模制取的方法。
3. **了解**：边缘整塑的目的和方法。

为无牙颌患者制作全口义齿必须利用石膏模型在口外进行。准确的无牙颌印模和模型可保证全口义齿具有良好的支持、固位和稳定作用，恢复功能，并具有保护口腔组织健康的作用。

第一节 初印模和初模型

无牙颌印模是全口义齿基托覆盖区域与义齿边缘周围组织在解剖、生理状态下的印模。制取印模是制作全口义齿的第一步，是全口义齿成功修复的关键。准确的全口义齿印模要精确地反映无牙颌患者剩余牙槽嵴的解剖形态和周围组织生理功能活动范围，以使义齿基托与口腔黏膜高度密合，获得良好的边缘封闭效果，从而取得全口义齿良好的固位，并能在功能运动时保持稳定。

根据取印模的次数分为一次印模法和二次印模法。一次印模法是用合适的成品托盘及印模材料一次性完成工作印模的方法，此法虽然简便，但难以进行准确的边缘整塑，印模准确性较差。二次印模法由初印模和终印模组成，虽操作复杂，但所取的印模准确性好。为了全面且精准地复制无牙颌患者的口内状况，在临床上普遍应用二次印模法来制取无牙颌印模。

一、初印模

初印模旨在记录全口义齿承托区范围并标记出义齿支持区的轮廓，获得初模型，在初模型上制作个别托盘。因此，初印模应包括所有无牙颌解剖标志。

（一）取印模前的准备

1. 调整体位 取印模前将椅位调整到合适位置，既要使患者感觉舒适，又要便于医生操作。

2. 选择托盘 托盘是承载印模材料在口内取得印模的工具，取无牙颌印模的托盘主要有成品托盘和个别托盘两种。初印模的制取通常选择成品托盘，无牙颌托盘底部与牙槽嵴的外形相似，呈椭圆形，边缘较短。上颌托盘覆盖牙槽嵴和上腭（图3-1），下颌托盘仅覆盖牙槽嵴，为马蹄形（图3-2）。没有几例患者天生就与某型号成品托盘完全合适，要根据患者无牙颌颌弓的大小、形状及剩余牙槽嵴高度、宽度、走向等因素来选择托盘。上颌托盘宽度应比上颌牙槽

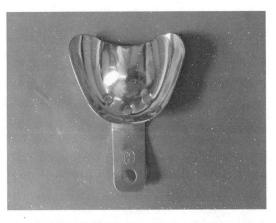

图 3-1　成品无牙颌托盘（上颌）

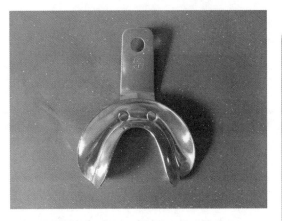

图 3-2　成品无牙颌托盘（下颌）

嵴宽 2～3 mm，周围边缘高度应离开黏膜皱襞 2～3 mm，唇颊系带处应成切迹；托盘两侧后缘应盖过两侧翼上颌切迹，后缘应超过颤动线 3 mm。下颌托盘的高度和宽度与上颌托盘相同，其后缘应盖过磨牙后垫。

选用的成品托盘若边缘过高或过低，可根据口腔具体情况，适当地加以修改，若牙槽嵴过高，托盘边缘高度不够，可用蜡片或印模膏加高托盘边缘。

（二）操作方法

常用的初印模材料包括印模膏和藻酸盐材料。如果选择印模膏作为初印模材料，初印模制取后可将其修整后直接作为终印模的个别托盘来制取终印模。如果选择藻酸盐作为初印模材料，制取印模后，应灌注石膏模型，待模型硬固后用自凝树脂或光固化树脂材料制作个别托盘。本书重点介绍后一种方法，具体操作如下。

（1）选择与患者口腔上下颌情况大致相似的成品托盘，取适量调拌好的藻酸盐置于托盘上。

（2）取上颌印模时，医生站在患者的右后方，右手持盛有印模材料的托盘，左手示指拉开患者左口角；取下颌印模时，医生站在患者的右前方，右手持盛有印模材料的托盘，左手示指拉开患者右口角。将托盘旋转放入患者口中，托盘柄对准面部中线，托盘向无牙颌加压，使托盘就位。

（3）边缘整塑。保持托盘稳定不动，在材料的可塑期内，通过牙槽嵴周围软组织主动和被动的功能运动，进行印模边缘整塑。

被动的功能整塑是由医生牵拉患者的肌肉来模仿组织的功能运动，如医生先牵拉患者上唇向下，然后分别牵拉两侧颊部肌肉向下前内方向，进行上颌印模唇颊侧边缘整塑（整塑唇颊系带及唇颊前庭黏膜皱襞）；医生先牵拉患者下唇向上，然后分别牵拉两侧颊部肌肉向上前内方向，进行下颌印模唇颊侧边缘整塑。

主动的功能整塑是患者在医生的指导下自主进行的功能运动。如嘱患者闭口做吸吮动作，可整塑上下颌唇颊侧边缘；嘱患者伸舌舔上唇，并用舌尖分别舔两侧口角，可整塑舌系带及口底黏膜皱襞处印模边缘；嘱患者做闭口咬合动作，可整塑远中颊角区；嘱患者微闭口时下颌左右侧方运动，可整塑上颌颊侧后部边缘厚度。

（4）待印模材料硬固后，从口内取出，检查印模质量。注意初印模应包括全部基托范围。

二、初模型

用石膏灌注初印模，获得初模型，待石膏彻底硬固后在其上制作个别托盘。

知识链接
3-1

19

第二节　个别托盘

一、绘制边缘线

在石膏模型上,用铅笔沿前庭沟底和下颌舌侧黏膜皱襞沟底画一条虚线,上颌后缘线为腭小凹后 2 mm,下颌后缘线包括整个磨牙后垫。在此虚线内向牙槽嵴方向 2 mm 处,再画一条实线,此实线即为个别托盘的边缘位置,注意唇、颊、舌系带处要留出足够的空间(图 3-3)。

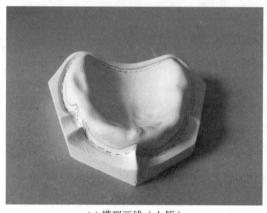
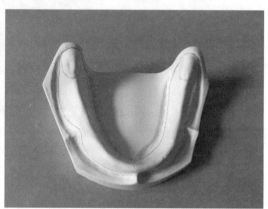

(a) 模型画线（上颌）　　　　　　　　(b) 模型画线（下颌）

图 3-3　绘制边缘线

二、缓冲与填补倒凹

在无牙颌需要缓冲区的部位(如切牙乳突、上颌隆突、下颌隆突)适当涂蜡进行缓冲。倒凹的部位应填补倒凹。准备好模型以后,涂布分离剂(图 3-4)。

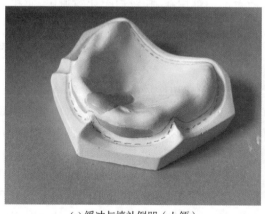
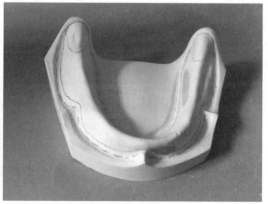

(a) 缓冲与填补倒凹（上颌）　　　　　(b) 缓冲与填补倒凹（下颌）

图 3-4　缓冲与填补倒凹

三、制作个别托盘

(1) 将调拌好的自凝树脂,放在预先涂布凡士林的玻璃板或木板上,压成 2 mm 厚的片

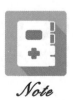

Note

状,均匀地铺在模型上,其范围应稍大于托盘边缘线(实线)。

(2)在自凝树脂的可塑期内,用雕刻刀沿模型上所画的实线去除多余的部分。多余部分可制成托盘手柄,置于前部牙槽嵴顶中线部位,末端可稍向殆方翘起,以免影响印模制取时上下唇的活动。

也可采用光固化树脂制作托盘。方法是先将 2 mm 厚的预成光固化树脂膜在模型上压塑成型,去除多余材料,在然后在光固化灯箱内照射,即可硬固。

四、打磨与完成

待树脂硬固后,将个别托盘从模型上取下,对托盘边缘进行打磨修整,完成制作(图 3-5)。

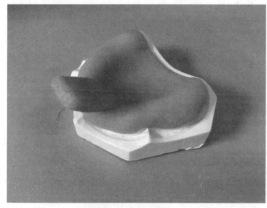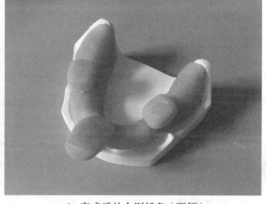

(a) 完成后的个别托盘(上颌)　　　　(b) 完成后的个别托盘(下颌)

图 3-5　完成后的个别托盘

将边缘打磨好的托盘放入患者口内试戴,应确保唇、颊、舌功能运动时,托盘位置保持固定,则认为托盘合适。

第三节　终印模和终模型

一、个别托盘的边缘整塑

用上述方法制作的树脂个别托盘的边缘应距离前庭沟底和下颌舌侧口底黏膜皱襞 2 mm 左右,将专用的边缘整塑印模膏棒烤软后粘在托盘边缘,然后放入口内进行边缘整塑,边缘整塑的方法与初印模边缘整塑的方法相同,可分段进行。边缘整塑时必须保证托盘完全就位和固定不动,印模膏不能进入托盘组织面与黏膜之间,进入托盘组织面与黏膜间的印模膏可用锐利的雕刻刀刮除。完成边缘整塑的个别托盘应具有良好的边缘封闭作用和适宜的固位力。

二、制取终印模

常用的终印模材料主要是各种低黏度的橡胶类。使用时,调拌终印模材料,用调拌刀将其均匀地涂布于托盘整个组织面,直至托盘边缘的外侧。将托盘旋转放入口内,轻压就位并保持稳定,在印模材料硬固前,进行边缘整塑。待印模材料硬固后,从口内取出,检查印模质量。印模表面应完整,无气泡和缺损,组织纹理清晰,终印模材料厚度适中、均匀,无个别托盘暴露。

三、灌注工作模型

用于全口义齿制作的模型称为工作模型。将模型材料灌注于无牙颌终印模内形成终模型，即为工作模型。为了防止工作模型磨损，保证义齿制作的准确，工作模型最好采用硬石膏或超硬石膏灌注。

高质量的无牙颌工作模型，应能准确反映终印模所记录的无牙颌组织形态和软组织的功能状态，并具备一定的形状和厚度，要求工作模型最薄处不能少于 10 mm，边缘宽度 3 mm，包出印模边缘外侧 3 mm。

工作模型的灌注方法包括一般灌注法和围模灌注法。无牙颌工作模型常用围模灌注法。围模是用特定材料将无牙颌终印模按照一定的要求包围成框状，然后灌注石膏，获得具有理想形态与足够强度的工作模型。具体操作如下。

1. 蜡条粘固

在终印模边缘外侧下方 2～3 mm 处，按顺序粘固一圈直径约 5 mm 的软性粘蜡条，用热蜡匙将蜡条烫牢固定在印模上。注意烫蜡时，切勿使熔化的蜡流到印模边缘或者组织面，以免破坏印模准确性。下颌印模舌体所在区域，还需用蜡片封闭空隙，蜡片长度与印模后缘平齐。

2. 蜡片围框

将印模的组织面向上放置，在酒精灯上烤软红蜡片，沿蜡条外缘包绕印模形成封闭的圆筒状。然后用蜡将红蜡片与粘蜡条牢牢粘固在一起。注意应保证红蜡片圆筒上缘至印模组织面最高点的距离大于 10 mm。

3. 灌注石膏

灌注前仔细检查印模圆筒是否存在未封闭的部位，若有，及时修整。若没有，可马上调拌石膏，在振荡器上灌注模型。灌注时，先用调拌刀取少量石膏置于印模组织面的最高处，使石膏向下自然流动，充盈全部牙槽嵴区域，然后逐渐添加石膏，使其完全覆盖于印模组织面，最后将石膏灌注于圆筒内，要求工作模型石膏最薄处不能少于 10 mm。

4. 分离石膏模型

待工作模型石膏完全硬固后，去除围模部分红蜡片，然后将模型置于 60～70 ℃的热水中约 3 分钟，待印模边缘的印模膏软化后，用蜡刀在托盘边缘轻轻撬动，即可将印模与工作模型分离。水浴加热的目的是使边缘整塑膏软化，便于分离模型，以免因其进入模型倒凹区导致工作模型部分损坏。

四、工作模型的处理

1. 修整模型

工作模型灌注完成后应进行适当的打磨修整。要求工作模型底面、外侧和边缘平整、光滑。①工作模型底面应与预想的𬌗平面平行，最薄处的厚度应不小于 10 mm；②工作模型边缘应高于前庭沟底 3 mm，边缘水平、连续，宽度均匀、达 3 mm；③工作模型侧面应平滑、连续，与底面垂直；④下颌工作模型舌侧部位应平整，高于舌侧黏膜皱襞 3 mm。

2. 描记基托边缘线

用铅笔沿工作模型唇颊侧黏膜反折线画出基托边缘线，唇颊系带处做"V"形切迹避让，上颌后缘在腭小凹后 2 mm 与翼上颌切迹连线处，下颌后缘位于磨牙后垫的前 1/2 处或全部。

3. 后堤区的制作

后堤区是上颌全口义齿的后缘封闭区，义齿在此部位与软、硬腭交界处的黏膜组织应紧密接触，防止空气进入，以利于义齿的固位。义齿制作时，常通过修整工作模型形成后堤区。方法如下：在工作模型上从腭小凹后 2 mm 向两侧翼上颌切迹连线，沿此线刻画一条深度为 1～

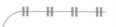

1.5 mm 的沟,沿此沟向前约 5 mm 的范围内,将石膏模型部分刮除,越向前、越接近中线和牙槽嵴刮除越少,逐渐移行至上腭的黏膜表面形成弓形后堤区(图 3-6)。

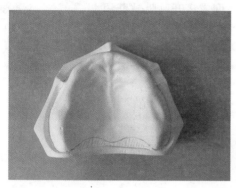
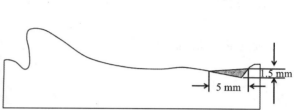

图 3-6　后堤区的处理

后堤区的深浅和范围常因人而异。临床上,医生可根据基托后缘线前 5 mm 内黏膜组织的可压入程度来确定其准确的前后范围和深度。然后用笔将这一范围标记在口内相应位置,通过终印模将后堤区的位置转移至工作模型上,再根据所测深度在模型上刮出后堤区。

理论与实践

制作后堤区:请同学们根据理解在无牙颌模型上制作后堤区,然后进行同学互评、教师点评,进一步加深对后堤区的理解。

小 结

印模制取作为制作全口义齿的第一步,决定着未来义齿的固位、稳定和支持效果。为保证印模的准确,采用二次印模法制取无牙颌终印模。正确的围模操作是获得高质量无牙颌工作模型的前提,为保证义齿的准确制作奠定了基础。因此,印模与模型的制取方法、托盘的选择、边缘整塑、个别托盘的制作、围模灌注法等都很重要。

目标检测

一、选择题

1. 不符合无牙颌印模要求的是(　　)。
A.印模细致、清晰　　　　　B.边缘尽量伸展
C.边缘要圆钝,有一定厚度　　D.组织受压均匀
E.采取功能性印模

2. 灌注无牙颌石膏模型时,最薄处厚度不应小于(　　)。
A. 2 mm　　　B. 4 mm　　　C. 6 mm　　　D. 8 mm　　　E. 10 mm

3. 在石膏模型上制作后堤区时,最宽处的宽度为(　　)。
A. 1 mm　　　B. 3 mm　　　C. 5 mm　　　D. 8 mm　　　E. 10 mm

二、填空题

1. 在无牙颌初印模上灌注石膏形成＿＿＿＿＿,用来制作＿＿＿＿＿。在无牙颌终印模

目标检测答案

Note

上灌注石膏或人造石形成_____。

2. 托盘是承载印模材料在口内取得印模的工具,主要有_____和_____两种。托盘的宽度应比上颌牙槽嵴宽_____,周围边缘高度应离开黏膜皱襞约_____,唇颊系带处有_____。

3. 灌注模型的方法有_____和_____。

三、简答题

1. 简述制取个别托盘的步骤和方法。

2. 简述围模灌注法的步骤和方法。

(唐山职业技术学院　赵志华)

第四章 颌位关系记录和转移

本章PPT

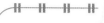

学习目标

1. 掌握：𬌗托的制作方法，确定、记录和转移颌位关系的方法，𬌗架的种类及其典型代表。
2. 熟悉：𬌗托唇面标志线的意义，确定髁导斜度、切导斜度的方法。
3. 了解：不可调式𬌗架各部分的组成。

对于无牙颌患者，由于缺失了整个牙列，不能以余留牙为标准记录颌位关系。因此，医生需要参考天然牙列的解剖标志，推测垂直（高度）及水平（前后左右）颌位关系，记录上下颌间关系，这种操作过程就是颌位关系记录。颌位关系记录是全口义齿𬌗重建的基本操作步骤，必须慎重对待。

为了进行该操作，需先在处理后的工作模型上制作𬌗托，再用𬌗托在患者口内记录颌位关系。此后，利用该𬌗托将上下颌模型上𬌗架。通过这一系列的操作，将患者的颌位关系及下颌运动状态转移到口腔外。此后才正式进入全口义齿的排牙制作。

第一节 𬌗托的制作

𬌗托是颌位关系记录时用来替代已缺失的牙列及吸收牙槽嵴的替代物，由基托和𬌗堤两部分组成的。𬌗托有上、下𬌗托之分，上、下𬌗托间以𬌗平面相接触。

基托可分为暂基托和恒基托。暂基托最后为热凝塑料所代替，故称为暂基托。常用的暂基托材料有蜡片、自凝树脂和光固化塑料。恒基托由热凝塑料制作，有固位力好和不变形等优点，便于排牙和试牙，较容易取得上下𬌗托间的正中颌位记录，但第二次填塞塑料和热处理后，恒基托的固位力一般会有所减小。𬌗堤相当于缺失牙及吸收牙槽嵴部分，人工牙将被排列其上。

𬌗托可以由医生直接制作，也可由技师根据工作模型预制平均数值的上、下𬌗托，再由医生在患者口腔内试戴的同时做修改。最终要求𬌗平面的前部在上唇下缘以下露出约 2 mm，且与两瞳孔连线平行；从侧面看，𬌗平面的后部要与鼻翼耳屏线平行（图 4-1）。𬌗堤的唇面要充分衬托出上唇，使上唇丰满而自然。

一、医生直接制作𬌗托（以蜡基托为例）

（1）上𬌗托的制作：将烤软的两层蜡片粘在一起铺于模型上，去除边缘多余的部分，若需增加基托强度，可以沿牙槽弓内侧和后缘各埋一根金属丝，在口内检查其密合性、边缘长度和

Note

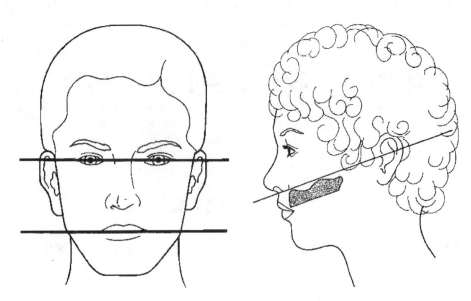

图 4-1　𬌗平面与两瞳孔连线、鼻翼耳屏线平行

稳定性。暂基托完成后根据颌间距离的大小，将烤软的蜡片折成 8 mm 厚的蜡条，沿牙槽嵴顶粘于暂基托上，翻转模型，在玻璃板上加力以形成一前高后低的平面，立即戴入口内，用𬌗平面规(图 4-2)调整𬌗平面。要求：正面观，𬌗平面位于上唇下 2 mm 并与两瞳孔连线平行；侧面观，𬌗平面与鼻翼耳屏线平行。𬌗堤要有一定的丰满度，使上唇丰满、自然。

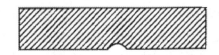

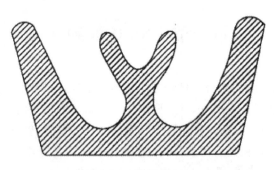

图 4-2　𬌗平面规

(2) 下𬌗托的制作：按上述方法制作蜡基托，并在口内检查是否合适，将烤软的蜡条粘于暂基托的牙槽嵴顶上，在其冷却之前戴入口内。

二、技师预制标准化𬌗托

(一) 基托的制作

(1) 蜡基托的做法：将两层蜡片烤软粘在一起，轻按蜡片于模型上，使蜡基托与模型表面紧密贴合，其形状与工作模型上所画的基托边缘线一致。

(2) 自凝树脂暂基托的做法：首先将工作模型的唇、颊、舌侧的倒凹区用烤软的蜡填塞，其目的为消除组织倒凹，以便基托取下和戴上时不会刮损模型。将调拌至黏丝期的自凝树脂按于模型上形成基托,厚度约 2 mm。固化后,自模型上取下暂基托,打磨,备用。

（3）光固化塑料暂基托的做法:先在工作模型上用蜡适当填倒凹,将预成的光固化塑料基托板放在模型上,按压成型,用蜡刀切去多余的材料,然后用光固化灯固化,硬固后取下磨光,备用。

（二）殆堤的制作

将蜡片烤软卷成 8～10 mm 直径的蜡条,参考模型上已记录的牙槽嵴顶线等,弯制成殆堤的大致形状,按牙槽嵴位置粘附于基托上。以平面板修整殆平面(图 4-3),预成上颌殆平面距前牙区前庭沟底约 22 mm(图 4-4),下颌殆堤高度与工作模型磨牙后垫 1/2 线平齐(图 4-5)。然后用蜡刀修整上颌殆堤外缘,使其前端距离切牙乳突中点 8～10 mm,侧面观为 85°(图 4-6)。最终调整殆平面宽度,前牙区约为 5 mm,前磨牙区约为 7 mm,磨牙区约为 10 mm(图 4-7),上颌殆堤后端修整成斜坡状。

殆托形成以后,应先将殆堤与基托进一步烫牢,并修整蜡堤,使其各面光滑平整、轮廓清楚,然后用酒精喷灯将殆托各面吹光。

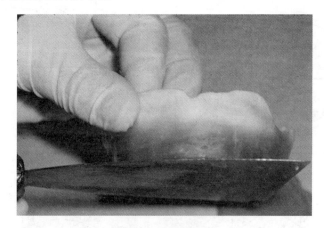

图 4-3 修整殆平面

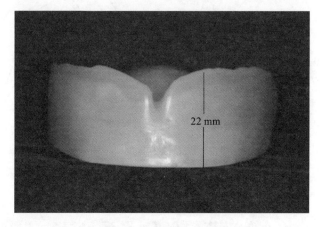

图 4-4 预成上殆托高度

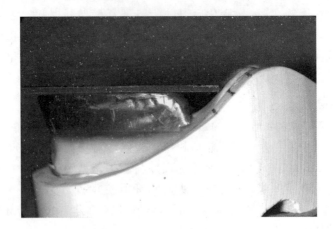

图 4-5　预成下颌𬌗堤

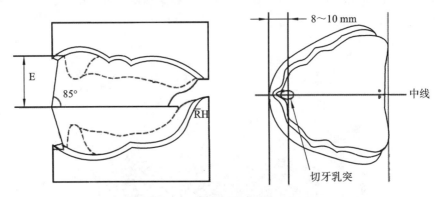

图 4-6　预成𬌗托前部角度及位置

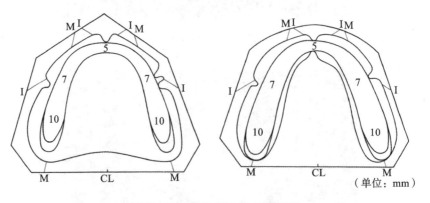

（单位：mm）

图 4-7　预成𬌗托的宽度（𬌗面观）

第二节　颌位关系记录

颌位关系记录是指用𬌗托来确定并记录在患者面部下 1/3 的适宜高度和两侧髁突在颞下颌关节凹中间、最上位时的上下颌位置关系，以便在这个上下颌骨的位置关系上，用全口义齿来重建无牙颌患者缺牙前的咬合接触，恢复患者的咀嚼功能。

当天然牙列存在时，上下颌骨的位置关系是由紧密接触的上下牙列来保持的。当上下牙

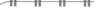

列接触，牙尖相互交错咬合，达到最广泛、最紧密的接触关系时，上下颌关系为牙尖交错位（intercuspal position，ICP）。牙尖交错位有两个特点，一是随自然牙列的存在而存在、消失而消失，二是该位置咬合力最大、咀嚼效率最高。但是无牙颌患者由于自然牙列缺失，完全丧失了牙尖交错位；上下颌之间没有稳定的位置关系，临床表现为下颌前伸和面下 1/3 距离变短。无牙颌颌位关系记录的目的就是为患者重新"找到"牙尖交错位或者最接近牙尖交错位的颌位关系。无牙颌患者天然牙列已经缺失，因此"找到"牙尖交错位或者最接近牙尖交错位的颌位关系就成了关键。

正常人除牙尖交错位外，还有另外一个稳定、可重复的颌位关系：正中关系位（centric relation position，CRP）。正中关系位的定义曾一直存在争议，近年来常用的是指下颌髁突及关节盘位于关节窝中间、最上，盘突复合体正对关节结节后斜面时的位置关系。正中关系位与自然牙列没有关系，是牙大量缺失后唯一能被较好地重新获得的上下颌位置关系，因而在修复治疗确定颌位关系时具有重要参考价值。对无牙颌患者来说，上下颌位置关系的唯一稳定参考位是正中关系位。

正中关系位与牙尖交错位密切相关，牙尖交错位一般位于正中关系位之前约 1 mm 的范围内或二位一致。通过正中关系位来确定已失去的牙尖交错位，在长正中的位置上进行咬合重建为大多数修复科医生所接受。因此无牙颌颌位关系记录就是确定并记录在适宜面部下 1/3 高度情况下的颞颌关节生理后位（即正中关系位）。颌位关系记录包括垂直颌位关系记录和水平颌位关系记录两个部分。

一、垂直颌位关系记录

确定垂直颌位关系即确定牙尖交错位的𬌗垂直距离（occlusal vertical dimension，OVD，又称垂直距离）。𬌗垂直距离为天然牙列牙尖交错时，鼻底至颏底的距离，也就是面部下 1/3 的距离。牙列缺失和牙周组织吸收后，上下无牙颌牙槽嵴顶之间的距离称为颌间距离。确定𬌗垂直距离是借助上下𬌗托的高度来实现的。

（一）确定𬌗垂直距离的方法

（1）息止颌间隙法：当人直立或端坐，两眼平视前方，不咀嚼、不吞咽、不说话时，提颌肌群稍微收缩以对抗下颌骨所承受的重力，上下颌牙之间有一前大后小的楔形间隙，2～4 mm，称为息止颌间隙（free way space，FWS），此时下颌所处的位置称为下颌姿势位（mandibular postural position，MPP）。过去认为下颌姿势位时口颌肌完全处于松弛状态，故称之为休息位或息止颌位。由于下颌姿势位在人的一生中相对稳定，具有一定的可重复性，故可以测量无牙颌患者下颌姿势位时面部下 1/3 的垂直距离（鼻底至颏底的距离），将结果减去 2～4 mm 即为𬌗垂直距离（图 4-8）。

（2）利用瞳孔至口裂的距离确定𬌗垂直距离的方法：两眼平视，将测量的瞳孔至口裂的距离作为确定𬌗垂直距离的参考（图 4-9）。

（3）面部外形观察法：一般来说，天然牙列存在并且在牙尖交错位时，上下唇自然接触闭合，口裂约呈平直状，口角不下垂，鼻唇沟和颏唇沟的深度适宜，面部下 1/3 与面部的比例是协调的。这种面部外形资料可用作确定𬌗垂直距离的参考。

上述三种方法须在临床上参考使用，因为确定面部垂直距离与测量某一物体的实际长度不同，在皮肤标记点上测量二者之间的距离是难以精确的，况且息止颌间隙的大小因人而异，也并不是人人瞳孔至口裂的距离均与鼻底至颏底距离相等。重要的是要结合测量，详细观察患者的面部外形是否协调对称，这就需要医生有丰富的工作经验及一定的审美观。如果患者有拔牙前𬌗垂直距离的记录，则可作为无牙颌修复时确定𬌗垂直距离较好的参考。

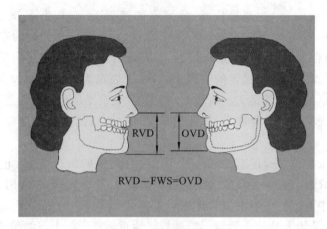

图 4-8　息止颌间隙法

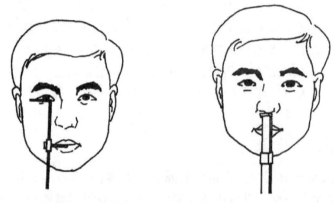

图 4-9　利用瞳孔至口裂的距离确定殆垂直距离

瞳孔至口裂的距离≈ 殆垂直距离

（二）殆垂直距离恢复不正确的影响

（1）殆垂直距离恢复得过大：表现为面部下 1/3 的距离增大，上下唇张开，勉强闭合上下唇时，颏唇沟变浅，颏部皮肤呈皱缩状，肌张力增加，容易出现肌疲劳感。如以过大的殆垂直距离的殆托制成全口义齿，则义齿的高度偏大，肌紧张增强，可使牙槽嵴经常处于受压状态，久而久之，牙槽嵴因受压而加速吸收。由于息止殆间隙过小，在说话和进食时可出现后牙相撞声，常需张大口进食，义齿容易出现脱位，而且咀嚼效率也会有所下降。

（2）殆垂直距离恢复得过小：表现为面部下 1/3 的距离减小，唇红部显窄，口角下垂，鼻唇沟变浅，颏部前突。将用殆垂直距离过小的殆托制成的全口义齿戴入口中，患者看上去像没戴义齿一样，息止颌间隙偏大，咀嚼时肌紧张降低，用力较大，咀嚼效率也会有所下降。

二、水平颌位关系记录

确定水平颌位关系即确定正中关系位。确定正中关系位的传统方法种类繁多，Wilson 等将其分为两大类：一类为患者主导法，是由患者通过主观动作实现的，如吞咽咬合法、卷舌后舔法、功能反射法等，有时也需仪器辅助完成，如哥特式弓、运动面弓、肌监测仪等；另一类为术者主导法，患者主观无须用力，保持肌肉放松，主要依赖术者的手法诱导患者下颌达到正确位置，如颏区诱导法、双侧扶持下颌法等。

Note

1. 哥特式弓描记法 哥特式弓描记法是利用殆托将描记板和描记针分别固定在患者的上颌、下颌,当下颌做前后和侧方运动时,在描记板上会显示各个方向的颌位运动轨迹,得到一个"V"形,类似欧洲哥特式建筑的尖屋顶,因此而得名。学者们发现,哥特式弓的尖端即代表正中关系,当描记针位于尖端处时,下颌的位置即是正中关系位。

哥特式弓描记法可分为口外描记法(图 4-10)和口内描记法(图 4-11)。该方法便于观察、简便易行,根据牙弓的长度和角度还可观察患者下颌的运动习惯。在传统确定正中关系位的方法中,此方法是唯一确定正中关系位时可以客观观察下颌后退程度的方法,较为可靠。但其运动轨迹难以解释,初学者难以掌握,需要嘱患者反复做下颌侧方及前伸运动。除此之外,此方法还有一些不足之处,如:口外描记法因装置安装在殆托前部,殆托不稳时会影响描记结果;舌体肥大者、老人、残疾人采用口内描记法会感到不适而影响描记结果;习惯性下颌前伸者用此法所确定的位置常常不准确等。

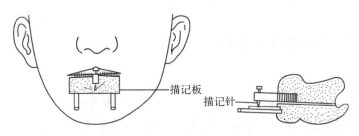

图 4-10 哥特式弓的口外描记法

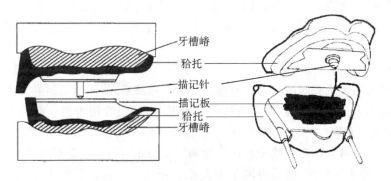

图 4-11 哥特式弓的口内描记法

2. 直接咬合法 直接咬合法是在上下殆堤间放置记录材料,嘱患者下颌后退并直接咬合在一起的方法。无牙颌患者下颌习惯性前伸,需要采取下述方法帮助患者将下颌退回至正中关系位并咬合在一起。

(1)卷舌后舔法:嘱患者将口张小些,舌尖卷向后上方舔,抵住上殆托后缘中央处的高约5 mm 蜡球,然后慢慢咬合至合适的殆垂直距离。当舌尖卷向后上方舔抵蜡球时,舌向后上方牵拉舌骨,舌骨连带舌骨肌牵拉下颌后退,这样就使髁突处于其生理后位。

(2)吞咽咬合法:在吞咽位进行咬合记录,确定水平关系的方法,依据是吞咽位与后退接触位、牙尖交错位或正中殆位一致。嘱患者在吞咽唾液的同时咬合至合适的殆垂直距离,也可以在吞咽过程中,医生以手轻推患者颏部向后,帮助下颌退回生理后位。

(3)后牙咬合法:使上殆托就位,医生两示指置于下颌牙槽嵴的第二前磨牙和第一磨牙处,嘱患者轻咬几下,直到患者觉得咬合时能用上力量时,将粘有烤软蜡卷的下殆托就位于口中,仍旧先试咬医生手指。手指滑向殆堤的颊侧时,上下殆托接触于下颌并处于其生理后位。咬合时,颞肌、咬肌、翼内肌同时收缩,牵引下颌向后上方移动,可使髁突回到正中关系位。而且,殆力在第二前磨牙和第一磨牙处发挥至最大作用时,下颌处于其生理后位。

Note

（4）鼓腮咬合法：将上下𬌗托就位后，嘱患者紧闭口唇。用力鼓气，迫使下颌向后移动，使下颌关节处于关节的后位，即正中关系位。同时由于用力鼓气，左右侧力量平衡，避免了左右偏斜的情况。

直接咬合法操作简单，适用于有经验的医生，但蜡𬌗堤需调整到合适的高度，避免某区域口腔黏膜负荷加大，导致下颌偏斜。同时，医生参与推动下颌后退，如力量不当，也会有不良的后果。

3. 肌监测仪法　肌监测仪法来自神经肌肉𬌗的概念，原理是下颌位置受颌面部神经肌肉影响，神经肌肉紧张会改变颌骨关系及咬合关系，而肌监测仪放出微量直流电，通过贴在耳垂前方上下约 4 cm 范围的表面电极作用于三叉神经运动支，使咀嚼肌有节律地收缩，可使肌肉解除疲劳和紧张，处于自然状况。对长期全口无牙并有不良咬合习惯者来说，经过肌监测仪治疗，再用直接咬合法，可使下颌自然地退至生理后位。肌监测仪法准确、客观，但由于太烦琐，多用于科研工作。

三、颌位关系记录的操作步骤

（一）确定颌位关系

无牙颌患者𬌗垂直距离的恢复需借助于上下𬌗托，而患者两侧髁突退至其生理后位是依赖于上下𬌗托𬌗平面间凸凹嵌合的正中关系位记录。由于上颌𬌗堤的高度和位置已经确定，因此确定下颌𬌗堤的高度和位置也就是确定𬌗垂直距离和正中关系的过程。

先让患者坐直，两眼平视前方，然后给患者戴上上颌𬌗托，确定𬌗托的固位、基托伸展、𬌗堤高度和倾斜度以及面容恢复均已合乎要求后，再确定下颌𬌗堤的高度和位置，有以下两种方法。

（1）在确定下𬌗托高度的同时取得正中关系位记录。将上𬌗托就位于患者口中，嘱患者将口张小些，练习用舌尖卷向后上方舔蜡球后咬合。熟练后，将烤软的蜡卷弯成马蹄形粘于下颌基托，并迅速引入口中就位，以两手指扶住下𬌗基托，嘱患者用舌尖卷向后上方舔蜡球并咬合至合适的𬌗垂直距离。冲以冷水，取出上下𬌗托浸泡于冷水中数分钟，再将上下𬌗托分别引入口中就位，反复做舔蜡球和咬合动作至准确无误为止。该方法需有经验的医生操作。

（2）先确定𬌗垂直距离，然后再取正中关系位记录。将修整后的上𬌗托就位于口中，下𬌗托就位后以手指扶住，嘱患者轻轻咬合，修减过高处，参考面部外形观察法直至瞳孔至口裂距离与鼻底至颏底距离相等。在下颌蜡堤的𬌗平面前磨牙区、磨牙区各刻出一条"V"形槽，深度约 4 mm。下𬌗托就位后以手指扶住，嘱患者轻轻咬合。在咬合过程中，医生采用直接咬合法使下颌受力回退，帮助下颌退回生理后位。嘱患者多次重复咬合动作，经医生检查，患者能重复已确定的水平颌位关系位置后，用蜡刀在上下颌蜡堤唇颊面刻画标记线。再将咬合印记材料置于下𬌗堤表面，将𬌗托放回口中完全复位，嘱患者进行咬合，医生轻推下颌使上下𬌗堤标记线完全对应；嘱患者咬合固定在这个位置，直至咬合印记材料完全硬固。

如用哥特式弓描记法确定正中关系位，可在确定了下𬌗托的高度后，安放描记针和描记板。在上颌腭部要放描记针，使描记针的顶端与𬌗平面等高。将上颌𬌗堤削去约 3 mm，以免描记时上下𬌗堤之间有障碍。将描记板固定于下颌𬌗堤表面并与其平行。将上下𬌗托放入口内，嘱患者做前后左右的下颌运动，取出并观察描记板上留下的印迹，以哥特式弓顶点为正中关系位，再放回口内，咬在正中关系位。然后拉开口角，从颊侧将𬌗间记录材料如印模石膏注入描记针和描记板之间，以稳定正中关系位。

（二）检查、核对颌位记录

以上方法确定的颌位关系是否符合全口义齿建𬌗的要求，应予以检查和核对，其方法如下。

（1）髁突动度扪诊法：医生在患者前方将小指放于患者的外耳道中，指腹贴于外耳道前壁，嘱患者做咬合动作，指腹感觉两侧髁突向后的冲击力不一致说明下颌有偏移，冲击力不明显说明下颌有前伸。

（2）颞肌、咬肌扪诊法：术者将双手贴于患者两侧颞部和咬肌区，嘱患者咬合，肌收缩力左右一致、有力，说明下颌无前伸、无偏斜；肌收缩无力说明下颌前伸；肌收缩力左右不一致，说明下颌有偏斜。

（3）面部形态观察法：经过上述检查后，还可观察患者面部形态是否自然、有无偏斜，侧面观下颌是否前伸。这些方法都有助于检查确定的颌位关系是否正确，如有问题，可及时调整。

（三）在𬌗托唇面画标志线

上下𬌗托形成后，将上下𬌗托就位于口中，于𬌗托唇面以蜡刀刻画一些标志线（图4-12）。标志线可用来确定人工牙的长度、宽度和指示人工牙排列的位置。

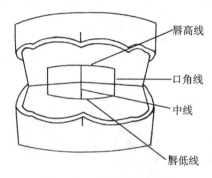

唇高线
口角线
中线
唇低线

图 4-12 𬌗托唇面标志线

（1）中线：参照整个面形确定中线，并画在𬌗堤前部唇面，代表面部正中矢状面所在的位置，作为两个上中切牙交界的标志线。

（2）口角线：当上下唇轻轻闭拢时，画出口角在𬌗托上的位置，口角线也是垂直于𬌗平面的直线。

（3）唇高线和唇低线：嘱患者微笑，以蜡刀画出微笑时上唇下缘和下唇上缘的位置线，上唇下缘在上𬌗托唇面上形成凸向上的弧线和下唇上缘在下𬌗托唇面上形成凸向下的弧线。唇高线、唇低线也称为笑线。

第三节　全口义齿修复用𬌗架

𬌗架又称咬合器，是一种用于固定上下颌石膏模型并模拟人体咀嚼器官结构和功能的机械装置。它具备与人体咀嚼器官相当的部件和关节，能在一定程度上模拟下颌的运动。在义齿制作过程中，应用𬌗架能重现口腔的结构和功能，以便间接法制作的义齿戴入口腔后能与机体达到形态和功能的协调。由于上𬌗架的模型便于观察牙尖的咬合接触情况，且一些𬌗架能大致模拟人体开闭口情况，因此，𬌗架除了在口腔修复学中地位举足轻重以外，也是进行各种咬合分析、正畸、正颌外科治疗的重要辅助工具。1950年，Branstad在关于牙周病创伤𬌗的研究中指出，𬌗架对于牙医学的意义如同显微镜对于病理学及微生物学的意义一样重大。

𬌗架发展至今已有200多年的历史，早在1805年，Gariot就研制出一种简单的机械𬌗架。随着科技的进步，其结构也悄然发生着变化，由当初仅能模拟张闭口运动的简单𬌗架，发展到最新一代的全可调𬌗架。机械𬌗架正朝着功能越来越多、精度越来越好的方向迈进。

Note

殆架的种类很多,分类方法也较多。除可按其髁部的结构形式不同分为 Arcon 型殆架和 Nonarcon 型殆架两大类外,还可根据其结构和功能的不同,以及它对重现人体口颌结构及运动位置关系的程度不同,分为不可调式殆架、半可调式殆架、全可调殆架等。

一、不可调式殆架

不可调式殆架又称为简单殆架,只能满足重现正中关系位这样一个要求。简单殆架又可分为单向运动式殆架和多向运动式殆架两种。

1. 单向运动式殆架 最早由 Gariot 于 1805 年开发,此类殆架仅能保持上下模型的位置并以穿钉为轴做上下开闭运动,因此只能再现某一个颌位,如牙尖交错位等。此类殆架铰链位置并非由患者转移过来,因而其开闭弧与患者的铰链开闭弧并不一致(图 4-13)。故很难依赖此类殆架调整义齿的殆面形态,使之适合人体的下颌运动,仅适用于经过口内调整就能达到良好修复效果的简单修复体的制作。此类殆架的典型代表是 Stephan 型殆架(图 4-14)。

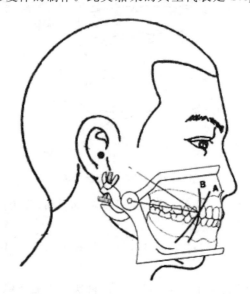

图 4-13 单向运动式殆架开闭弧与患者的铰链开闭弧并不一致

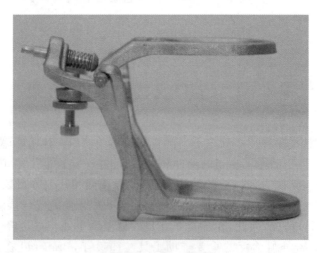

图 4-14 Stephan 型殆架

2. 多向运动式殆架 多为固定髁导的多向运动式殆架,又称为平均值殆架,按正常人平均值设定固定的前伸髁导斜度、侧方髁导斜度、Balkwill 角及 Bonwill 三角等下颌运动要素的殆架,可在一定程度上模拟下颌的前伸及侧方运动,但不能反映患者上颌与颞下颌关节的固有关系。这种𬌗架操作简单,使用方便,同时又因其具备标准人群的口颌系统参数,故被广泛使用。其典型代表是 Gysi Simplex 型𬌗架(图 4-15),Bonwill 三角边长及髁突间距为 100 mm,Balkwill 角为 22°,前伸髁导斜度为 33°,侧方髁导斜度为 17°,切导斜度为 10°。平均值𬌗架虽同样未曾转移患者的铰链轴位置,其设定的髁导和切导与患者实际的髁导和切导之间也存在差异,但仍可完全应对一般临床的常见修复病例,如普通的全口义齿修复使用这种𬌗架后,通过口内调𬌗往往可以得到良好的修复效果。

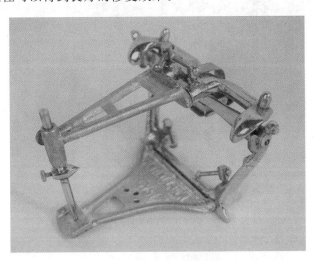

图 4-15　Gysi Simplex 型𬌗架

二、半可调式𬌗架

半可调式𬌗架都配有面弓,能将实测的或者按经验平均值定位的患者铰链轴位置转移到𬌗架,从而使牙列模型在𬌗架上的开闭弧与患者的铰链开闭弧相吻合。通过描记仪测值和前伸颌位蜡𬌗记录,可将患者的前伸髁导斜度转移到𬌗架上,形成与患者个体特征相近的前伸髁导。这类𬌗架的髁间距是固定的、不可调节的,即𬌗架的髁间距不能调节成与患者相同的髁突间距。因此不能以侧方颌间记录来调节出侧方髁导斜度,故称之为半可调式𬌗架。这种𬌗架适合全口义齿和复杂牙列缺损的修复,其典型代表是 Hanau H2 型𬌗架(图 4-16)。Hanau H2 型𬌗架是国际通用的用于全口义齿制作的半可调式𬌗架,在国内也较常用,因此做重点介绍。

(一)𬌗架主体

它的结构由上、下颌体和侧柱三个部分组成(图 4-17)。

1. 上颌体 Hanau H2 型𬌗架的上颌体相当于人体的上颌,呈“T”形。其前部有上下方向的穿孔,切导针穿过此孔,其前面附有固定切导针于上颌体前部的螺钉;其中部有穿孔,有螺钉穿过穿孔固定附于上颌体下面的架环;其后部横行部的两外侧端连接有髁杆,髁杆外套髁球,借髁球与侧柱的髁槽相关联。切导针的上刻线与上颌体上缘平齐后固定切导针时,上、下颌体就处于彼此平行的位置。切导针下端处于切导盘的中央。切导针的下刻线位于上、下颌体间平分线的位置。

2. 下颌体 Hanau H2 型𬌗架的下颌体相当于人体的下颌,亦呈“T”形。前部有圆凹以容纳切导盘的球形底部,切导盘上附有调节切导盘倾斜位置的柄,另有螺钉固定切导盘于下颌体的前部。下颌体中部也有一穿孔,有螺钉自下而上穿过穿孔固定架环于下颌体的上面。

下颌体的后外侧部有容纳侧柱下端的圆桶形凹槽。凹槽内侧可见侧方髁导指标刻度(0°~20°)。刻度的后方附有固定侧柱下端的螺钉。在下颌体的切导盘圆凹和侧柱凹下面有三个

Note

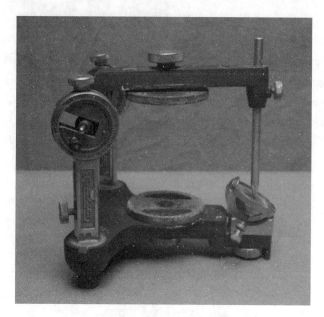

图 4-16　Hanau H2 型殆架

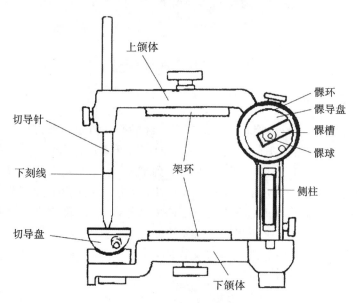

图 4-17　Hanau H2 型殆架模式图

柱脚。

　　3. 侧柱　Hanau H2 型殆架的侧柱上端有一圆形的髁环,髁环前部的外侧面可见前伸髁导指标刻度(－40°～80°)。髁环内面与圆形的髁导盘相接。髁导盘中部有一髁槽,髁槽内容纳一髁球,髁球中心有髁杆穿过。髁导盘髁槽的前方有一刻线表示髁槽的中分线。当髁槽处于水平位置时,刻线指向前伸髁导指标的 0°,表示前伸髁导斜度为 0°。髁导盘的后上方附有一螺钉,螺钉穿过髁环上面槽形孔。松开螺钉,前后向搬动螺钉可改变髁槽的方向;扭紧螺钉即可固定髁槽方向。当髁槽呈前低后高位时,前伸髁导斜度为正度数;髁槽与水平面平行则为0°;髁槽呈前高后低位时,则为负度数。髁导盘外面有一正中锁,固定正中锁的螺钉松开时,锁条可向后转动,髁球也可做前后向滚动。当正中锁的锁条抵住髁杆的后面并扭紧螺丝时,可使髁球挨着髁槽前壁固定不动,侧柱下端嵌入下颌体的侧柱凹内。

（二）面弓

面弓是记录患者铰链轴位时上颌与两侧髁突的位置关系，并据此位置关系将上颌石膏模型准确转移固定至𬌗架上的一种工具。转移后的上颌模型与𬌗架两侧髁球间的位置关系近似于患者上颌与两侧髁突间的真实位置关系，从而能很好地在𬌗架上"复制"上颌颌弓（或牙弓）在患者口颌系统中的位置。

Hanau SM 面弓（图 4-18）与 Hanau H2 𬌗架配合使用，主要由𬌗叉和弓体两部分组成，并附有眶下指针。𬌗叉记录上颌无牙颌颌弓的信息，弓体记录双侧髁突的信息。弓体呈"U"形，弓体前部有固定𬌗叉的万向锁或定𬌗夹。𬌗叉的叉端中线两侧各有一小齿，用于固定在上颌𬌗托的蜡堤上，𬌗叉柄穿过万向锁或定𬌗夹与弓体连接。在弓体两侧有带刻度可内外滑动的髁梁（图 4-19）。

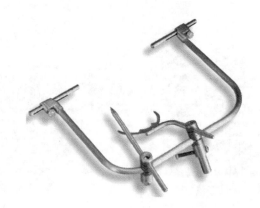

图 4-18 Hanau SM 面弓

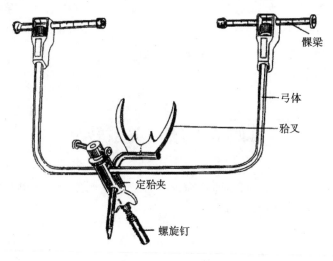

髁梁

弓体

𬌗叉

定𬌗夹

螺旋钉

图 4-19 面弓模式图

三、全可调𬌗架

全可调𬌗架允许将患者所有有关参数转移至𬌗架，如髁突间距、侧方运动时的迅即侧移等，能完全模拟患者的口腔下颌运动情况（图 4-20）。这种𬌗架需利用面弓做下颌运动的三维描记，或用立体描记方法记录三维髁导，将患者的实际情况转移至𬌗架。这种𬌗架用于全口咬合重建治疗或科研工作。这类𬌗架的特点如下。

（1）用配套的面弓记录患者下颌三维运动特征并转移到𬌗架上。

（2）𬌗架的髁突间距可调，以模拟个体的颅颌宽度特征。

（3）𬌗架具备形成曲线髁导的可能性，准确模拟机体的髁导特征。有的全可调𬌗架将可塑的自凝树脂填入𬌗架和切导盒，以面弓记录的患者下颌的三维运动轨迹引导髁球和切导杆做各方向运动直到自凝树脂凝固，从而获得不规则曲面的髁导和切导。

（4）侧髁导结构可互相独立进行调节，以表现个体工作侧髁突运动的特征。在模拟如迅即侧移之类的运动特征时，还需要具备"正中锁门"装置以确保满足基本的重现下颌正中关系位的要求。

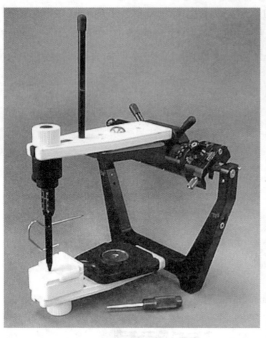
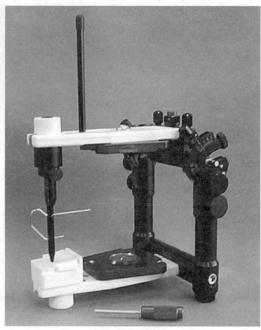

(a) Arcon型   (b) NonArcon型

图 4-20　全可调𬌗架

第四节　颌位关系转移

颌位关系确定以后，义齿的制作即从临床进入技工室制作阶段。颌位关系转移（又称上𬌗架）是临床和技工室制作相衔接的操作。

一、上𬌗架

上𬌗架就是将带有上下𬌗托的上下模型用石膏固定在𬌗架上，以便保持上下模型间的高度和颌位关系。这样，𬌗架就可在口外模拟患者的口内情况，以便排牙及进行排牙后的调𬌗；使在𬌗架上完成的全口义齿戴入口中，能符合或接近患者的实际情况。

（一）借助面弓上𬌗架

1. 记录上颌与髁突位置关系（图 4-21）

（1）标记患者髁突点。髁突约位于外眦角至耳屏中点连线上距离耳屏约 13 mm 处。以两中指抵触髁突的大致位置上，嘱患者做开闭口运动数次，在两侧皮肤表面触摸并标出髁突中心位置。

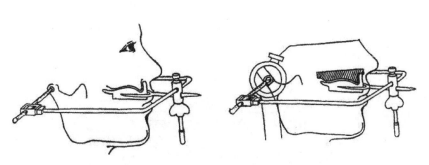

图 4-21 借助面弓记录上颌与髁突位置关系

（2）固定𬌗叉于上𬌗托。将𬌗叉尖烧热插入上颌𬌗堤内，𬌗叉的叉尖与𬌗平面平行，约距𬌗平面 5 mm，𬌗叉柄上的中央刻线对准上颌𬌗堤的中线，两小齿也要插入𬌗堤内少许。

（3）戴入𬌗托。将下𬌗托和带有𬌗叉的上𬌗托戴入患者口内。

（4）固定弓体。将𬌗叉柄插入弓体上定𬌗夹中，面弓两侧髁梁内侧正对面侧部髁突中心位置标志点，读出两侧髁梁上的刻度值，两值相加除以 2，调整两侧髁梁，使其刻度值等于平均值，然后用定𬌗夹固定𬌗叉和弓体。

（5）整体取下面弓及𬌗托。松开固定髁梁的螺钉，将𬌗叉固定在弓体上的上𬌗托，自口中取出。

2. 调整𬌗架 固定切导针上刻线与上颌体上缘平齐；固定切导盘面为水平位，切导针紧贴切导盘。将两侧前伸髁导斜度固定在 25°，使髁球紧贴髁槽前壁，扭紧固定正中锁；将侧方髁导斜度固定于 15°；扭紧螺钉使架环紧贴于上下颌体上。

3. 连接面弓及𬌗架 将面弓两髁梁的内侧端分别套在𬌗架的髁杆外侧端上，调整两髁梁于相同刻度后，扭动螺钉，固定髁梁于髁杆上。再将面弓前方的眶下点指针尖端调至与𬌗架上颌体前方的眶下点指示板平齐并固定，调整定𬌗夹下端使面弓保持在这一位置。

4. 固定上颌模型 将上颌模型就位于上𬌗托上，调拌石膏，固定上颌模型于上颌架环上。注意上颌模型与上颌架环之间不可一次加入太多的石膏，以免石膏凝固时的膨胀使𬌗叉变位。

5. 固定下颌模型 待石膏硬化后，根据颌位记录将上下𬌗托固定在一起。倒置𬌗架，将下颌模型就位于下𬌗托上，调拌石膏，固定下颌模型于下颌架环上。为避免石膏膨胀导致切导针脱离切导盘，可用橡皮筋或绳子捆绑固定𬌗架。

6. 拆去面弓 首先松开固定髁梁和定𬌗夹的螺钉，取下弓体。用酒精灯烧热𬌗叉柄，等与𬌗叉接触的蜡软化后，则可较容易地取下𬌗叉。

通过以上步骤，可将上下颌模型固定在𬌗架上（图 4-22）。

（二）上平均值𬌗架

一般来讲，全口义齿制作时不适宜采用单项运动式𬌗架。在一些技术条件较差的地方或对一些经验丰富的医生来说，如果患者口腔条件较好，可采用平均值𬌗架，且能取得较好的效果。

使用平均值𬌗架时，不需要面弓转移颌位关系，要求：①𬌗托中线对准切导针并与其轻轻接触；②𬌗平面对基准下刻线，并与𬌗架的上颌体（或下颌体）平行（借助配套𬌗平面板实现）；③模型底的中央正对𬌗架的架环。在固定上下颌模型时要注意保持上下𬌗托间的稳定，防止错位。需要指出的是，这种不通过面弓转移颌位关系而完成的全口义齿多不能达到理想的𬌗平衡，需要靠临床上的选磨来弥补。

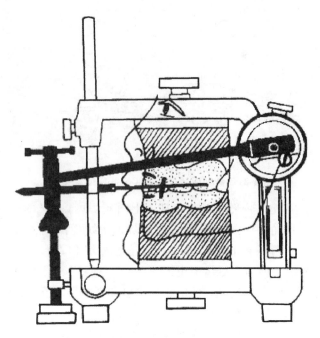

图 4-22　用面弓转移颌位关系并上𬌗架

二、𬌗架的调节

1. 确定前伸髁导斜度　髁道是指下颌在咀嚼运动过程中,髁突在关节凹内运动的道路。下颌在做前伸运动时,髁突在关节凹内向前下方运动的道路称为前伸髁道。髁道与眶耳平面的夹角称为髁道斜度。人体上的前伸髁道斜度转移到𬌗架上,称为前伸髁导斜度。转移髁道斜度时要借用前伸𬌗关系记录。

前伸髁道斜度的测定法是 Christensen 发现的。上下𬌗托戴入口内后,应嘱患者下颌向前伸约 6 mm。当下𬌗托向上𬌗托闭合时,𬌗托前缘接触,而后部离开,形成楔形间隙。此间隙出现于髁道斜度呈正度数时,正度数越大,楔形间隙也越大,此现象称为克里斯坦森现象(图4-23)。

根据克里斯坦森现象,可将烤软的叠成三层的蜡片制成马蹄形,置于下𬌗托𬌗平面上,嘱患者前伸下颌约 6 mm,轻轻咬住𬌗托,待蜡片变硬。取出上下𬌗托及蜡记录,从后面将上𬌗托撬离蜡记录。上下𬌗托分别就位于𬌗架上,注意先松开正中锁和固定髁槽的螺钉。将上𬌗托对在蜡记录上面,前后搬动固定髁槽的螺钉,当上𬌗托𬌗平面与蜡记录完全接触时,前伸髁导斜度就是患者的前伸髁道斜度。扭紧螺钉,固定髁槽,取下蜡记录,将髁球固定在紧贴髁槽前壁的位置。这样,就完成了前伸髁导斜度的确定工作。

为了减少误差,通常要做三次前伸𬌗关系记录,将三次中比较接近的两次的均数作为前伸髁导斜度。由上述情况可以认识到,前伸髁导斜度是患者的下颌向前下方运动时两侧髁突运动道路的角度在𬌗架上的体现。

2. 确定侧方髁导斜度　侧方髁道斜度是指下颌做侧方运动时,非工作侧髁突向前内方运动,与正中矢状面形成的夹角,将其转移到𬌗架上,则是调节侧柱与正中矢状面的夹角,为侧方髁导斜度。可以用侧方𬌗蜡记录的方法测得,也可以用 Hanau 公式计算得出,公式如下:

$$侧方髁导斜度(L) = 前伸髁导斜度(H)/8 + 12°$$

例如:前伸髁导斜度为 24°,代入公式计算,则侧方髁导斜度为 15°。

3. 确定切导斜度　下颌从牙尖交错𬌗做前伸运动时,下前牙切缘沿上前牙舌面向前下方

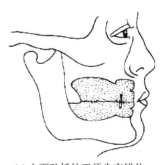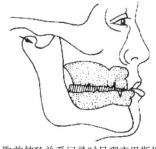

(a) 上下𬌗托处于牙尖交错位　　(b) 取前伸𬌗关系记录时呈现克里斯坦森现象

图 4-23　取前伸𬌗关系记录

运动的道路称为切道,切道与眶耳平面的夹角称为切道斜度。

切导斜度是切导盘与水平面的夹角。当上下前牙排好,形成较小的切道斜度后,松开固定切导盘的螺钉,推动切导针,使上颌体后退至上下前牙切缘接触位。调节切导盘使切导针前后移动时,切导盘一直与切导针下端保持接触关系。扭紧螺钉,固定切导盘,此切导盘表面斜度就是要求得到的切导斜度。也可以先将切导盘固定在10°,当切导针顺切导盘面向后上方滑动时,可使排列的前牙达到切缘接触,这种方法是先定切导斜度,后使前牙切道斜度依之而定。前者是先定前牙的切道斜度,再使切导盘面依之而定切导斜度。上述两种方法都可以使用。

🔲 小　结

颌位关系记录包括垂直颌位关系记录和水平颌位关系记录两部分。正确掌握颌位关系记录是全口义齿重建的基本操作步骤,必须慎重对待。颌位关系确定以后,全口义齿的制作即从临床进入技工室制作阶段。颌位关系转移是临床和技工室制作相衔接的操作,是全口义齿制作的重要环节,为后续全口义齿排牙、平衡𬌗调整等提供了有效保障。

🏥 目 标 检 测

一、选择题

1. 关于全口义齿修复时颌位关系的确定,最全面的说法是(　　)。

A. 恢复面部适宜的𬌗垂直距离　　B. 确定正确的颌间距离

C. 恢复面部生理形态　　D. 恢复髁突的生理后位和面部下 1/3 高度

E. 纠正下颌习惯性前伸

2. 哥特式弓描记是为了(　　)。

A. 帮助患者下颌后退　　B. 确定正中关系位

C. 确定𬌗垂直距离　　D. 了解下颌运动情况

E. 明确是否需重复测定

3. 使用面弓的目的是(　　)。

A. 固定和转移上𬌗托到𬌗架上　　B. 将下颌对上颌的关系转移到𬌗架上

C. 将髁道斜度转移到𬌗架上　　D. 记录上下𬌗托的关系

E. 转移上颌对髁突(颞下颌关节)的三维位置关系

二、填空题

1. 颌位关系记录:𬌗托制作时要求上𬌗托𬌗平面在_____,正面观时与_____

目标检测答案

Note

41

平行,侧面观时与_____平行。

2. 𬌗堤唇面标志线有_____、_____、_____和_____。

三、名词解释

1. 颌位关系记录

2. 𬌗垂直距离

3. 𬌗架

4. 克里斯坦森现象

四、简答题

1. 简述确定全口义齿水平颌位关系的方法。

2. 𬌗垂直距离过高对人体产生的不良影响是什么?

3. 𬌗垂直距离过低对人体产生的不良影响是什么?

4. 什么是上𬌗架?

（深圳职业技术学院　何勇）

第五章　排牙与平衡殆

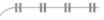

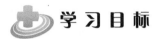 学习目标

1. 掌握：全口义齿的排牙原则和方法，排牙前的准备。
2. 熟悉：人工牙的种类和选择，平衡殆的分类。
3. 了解：平衡殆的理论。

第一节　排牙前准备

排牙是利用已确定的颌位关系记录，按要求在殆堤上排列人工牙，重现上下颌牙列，是全口义齿制作流程的重要步骤。排牙要达到的目的是恢复无牙颌患者面部自然外观及咀嚼、发音功能，并保证支持组织的健康。

排牙器材主要有雕刻刀（46♯）、蜡勺（48♯）、酒精灯、殆架、殆平面板、玻璃板、铅笔、直尺、低速打磨机和车针、人工牙和基托蜡片等。排牙前应仔细阅读加工单，按照加工单上的要求选牙和排牙，如有不明，应及时与医生沟通交流。

一、人工牙的选择

根据支持组织的情况及患者的个性化要求，选择材质、大小、形态和颜色合适的人工牙。

（一）人工牙材质

1. 树脂牙　目前临床上应用最多，以甲基丙烯酸甲酯为主要原料制成。优点：①与同为甲基丙烯酸甲酯的基托发生化学粘结，结合良好；②形态、色泽接近天然牙；③质地轻软；④便于调磨；⑤韧性好，耐冲击。缺点：①耐磨性差；②易着色。随着填料技术的应用，由复合树脂制成的硬质树脂牙，耐磨性和表面光洁度有所提高。

2. 陶瓷牙　陶瓷牙虽具有耐磨、表面光洁度高等优点，但具有与基托结合不佳、脆性大、易崩折、不易调磨等缺点，临床较少使用。

3. 金属舌（殆）面牙　由树脂基底和金属舌（殆）面组成，不美观且难以调磨，较少使用。

（二）前牙的选择

在确定好人工牙材质后，选择大小、形态和颜色合适的前牙。前牙的选择一般应与患者的性别、性格和年龄相匹配。

1. 前牙的大小　上前牙 3-3 的近远中总宽度相当于上颌殆堤唇面两侧口角线之间的弧度距离。前牙的高度可参考微笑时的唇高线和唇低线（上、下唇边缘在蜡堤上对应的弧线，统称笑线），上颌中切牙切 2/3 的高度与唇高线的高度一致，下颌中切牙切 1/2 的高度与唇低线

全口义齿工艺技术

的高度一致。有时也要参考颌间距离的大小选择前牙牙冠的长短。

2. 前牙的形态　上颌前牙的形态有方圆形、卵圆形和尖圆形三种。牙形一般与患者的面形一致,还需参考患者的性别和个性特征。例如,男性或个性外向者可选择牙颈较宽、唇面平坦的方圆形前牙;女性或个性内向者可选择牙颈宽度适中、切角圆钝的卵圆形前牙。

3. 前牙的颜色　牙色主要参考患者的肤色、性别、年龄及患者的自身要求。

（三）后牙的选择

后牙的选择着重考虑咀嚼功能的恢复和支持组织的保健,选择与牙槽嵴情况相适应的𬌗面形态尤为重要。

1. 后牙形态　后牙形态主要有解剖式、半解剖式和非解剖式三种。

（1）解剖式牙:牙尖斜度约33°或30°,𬌗面形态与未磨耗的天然牙相似,有明显的牙尖和斜面。正中𬌗时上下牙有尖窝交错的广泛接触关系,咀嚼效率高,侧向力也大。

（2）半解剖式牙:牙尖斜度约20°,𬌗面模拟老年人的牙齿磨耗,上下牙有一定的锁结关系,侧向力较解剖式牙小。

（3）非解剖式牙:为典型的无尖牙,牙尖斜度为0°,𬌗面仅有溢出沟,没有牙尖斜面,承受𬌗力多为垂直向力,侧向运动时𬌗干扰小,有利于义齿的平衡和稳定,对支持组织的损害小。

𬌗面形态的选择不仅要考虑义齿的功能,还要参照牙槽嵴的承压能力以及上下颌弓的相对关系。一般牙槽嵴吸收较少、上下颌弓相对关系正常者选用解剖式牙;牙槽嵴低平、上下颌弓相对关系异常者选用半解剖式或非解剖式牙。正中𬌗关系不稳定的老年患者选用非解剖式牙。需要注意的是,无尖牙的咀嚼效率和美观性不及有尖牙,部分患者不能接受,选用时必须与患者协商,征得其同意。

2. 后牙的大小　下颌后牙的近远中总长度与下颌尖牙远中到磨牙后垫前缘的距离一致,上颌后牙与下颌匹配。颊舌径应小于天然牙,减轻支持组织的受力;𬌗龈高度与前牙相协调。

3. 后牙的颜色　后牙颜色与前牙颜色相匹配。

二、检查𬌗架与𬌗托

（一）检查𬌗架

颌位关系有误差将影响排牙的准确性。𬌗架是保持颌位关系的装置,因此排牙前必须严格检查𬌗架。打开正中锁,移动上颌体能模拟前伸和侧方运动;固定正中锁,上颌体不能前后左右移动。当切导针固定在零刻度,闭合𬌗架切导针应接触切导盘中央,如有离开,应及时检查和调整,间隙不能大于0.5 mm,超过者应重上𬌗架。

（二）检查𬌗托

基托与模型、上下颌𬌗堤平面应紧密贴合,𬌗托上的中线、口角线、唇高线、唇低线等标志线应清晰明确。

三、画标志线

1. 延长中线、口角线　排牙前将中线、口角线延长到模型上,以便在蜡堤切除后还能判断相关牙齿的排列位置是否正确。

2. 腭部中线和切牙乳突中点线　画出切牙乳突范围并标出中点,标出两侧腭小凹连线的中点,连接上述两点为腭部中线。通过切牙乳突中点做与腭部中线垂直的横线,延长至模型边缘,作为排列上颌中切牙的参考。

3. 牙槽嵴顶线　在上颌模型上定5点:切牙乳突中点、上颌第一前磨牙牙槽嵴顶点（第一横腭皱远中端与牙槽嵴顶的交点）和上颌结节中点。下颌模型上也定5点:前牙区中点、下颌

44

第一前磨牙牙槽嵴顶点和磨牙后垫中点。用直尺和铅笔垂直于牙槽嵴顶表面画直线,连接前两点形成前牙槽嵴顶线(I线),连接后两点形成后牙槽嵴顶线(M线),并将I线和M线向前后方延伸到殆托范围之外的模型边缘,见图5-1。画好后检查确认是否为直线连接。将殆托放回模型上,牙槽嵴顶线被遮挡,用直尺和铅笔连接延长线,在殆堤上还原牙槽嵴顶线。

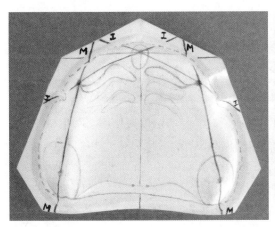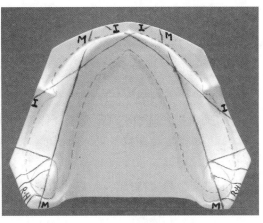

图 5-1　牙槽嵴顶线

4. 磨牙后垫标志线　描绘磨牙后垫范围,将磨牙后垫前缘以垂直于牙槽嵴顶线的方向向下延伸到模型侧面,作为下颌第二磨牙远中面位置的参考。将磨牙后垫前缘和磨牙后垫的最高点向后水平延伸到模型后侧面,标出两条标志线间垂直距离的中点,向前水平延伸到模型边缘,即为磨牙后垫高度的 1/2 等高线(R·H 线),作为殆平面高度的参照。

四、制备上颌后堤区

上颌后堤区位置太靠后易导致恶心,太深反而造成固位不良,范围和深度适宜的上颌后堤区才能加强上颌义齿的固位。连接两侧翼上颌切迹和腭小凹后 2 mm,为上颌义齿的后缘。以此边缘向前形成弓形的后堤区,前后缘均逐渐变浅,与周围黏膜自然移行过渡,最深处位于中后 1/3 交界处(图 5-2)。

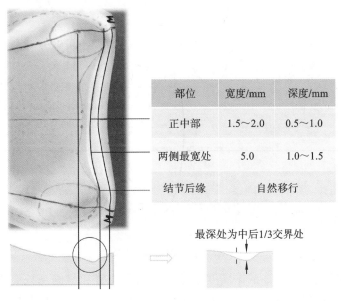

部位	宽度/mm	深度/mm
正中部	1.5～2.0	0.5～1.0
两侧最宽处	5.0	1.0～1.5
结节后缘	自然移行	

最深处为中后1/3交界处

图 5-2　上颌后堤区

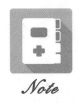

Note

第二节　常规排牙法

一、排牙原则

全口义齿排牙要着重考虑美观、功能和组织保健这三个方面原则。

（一）美观原则

全口义齿排牙时的美观原则主要体现在以下几点。

（1）义齿能支撑面部下 1/3 的高度，使面部比例协调。

（2）恢复面部下 1/3 的丰满度，消除缺牙后的衰老感。

（3）前牙排列应自然美观，前牙排列原则如下。

①牙列弧度与颌弓形态一致：上前牙的弧度直接影响面形，前牙弓排成方形给人健硕的感觉，尖形显得柔弱，卵圆形有温和的感觉。前牙排列时牙列弧度应参考前牙区颌弓形态和牙堤弧度，使牙弓型与颌弓型一致，并左右对称。

②浅覆盖、浅覆𬌗：将前牙排列成浅覆盖、浅覆𬌗，正中𬌗时前牙不接触，保证平衡𬌗和发音功能。前牙覆盖值是上前牙切缘中央到下前牙切缘中央的水平距离，浅覆盖时距离为 3 mm。在排牙时无法目测覆盖值，只能通过观察上下前牙间的间隙即上前牙舌面距下前牙唇面的距离来确定，浅覆盖时该间隙为 1～2 mm。前牙覆𬌗值为上前牙切缘中央到下前牙切缘中央的垂直距离，排牙时可测量上前牙遮住下前牙唇面的高度，浅覆𬌗时约为 1 mm，见图 5-3。

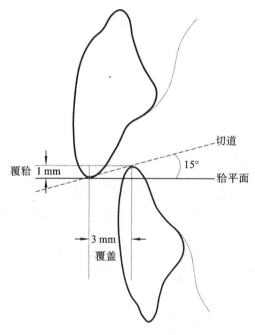

图 5-3　前牙覆盖、覆𬌗关系

③保持丰满度：面部下 1/3 的丰满度通常依靠前牙位置和唇侧基托突度来实现。将上下前牙尽可能排列在天然牙的原有位置，因此排牙时可参考一些位置相对比较稳定的解剖标志，如切牙乳突、腭皱等来确定上前牙的位置。

④体现患者个性：排上前牙时可参考患者牙列缺失前的露齿照片或满意的旧义齿外形。也可模仿天然牙的轻度拥挤和扭转，但不可过于夸张，整体看应和谐，且须符合浅覆盖、浅覆𬌗的要求。前牙的排列要充分参考患者的意见。

（二）功能原则

在功能方面，排列前牙时要注意能够形成正常的发音，排列后牙时要根据支持组织的情况，排成合适的𬌗型，以获得良好的咬合关系和咀嚼功能。

（三）组织保健原则

全口义齿除了要发挥功能，还要能维护支持组织的健康。义齿的稳定是利于组织保健的重要方面。合理的排牙是保证义齿稳定的重要因素，排列后牙时尤其要注意。

1. 后牙排列原则

（1）牙槽嵴顶线原则：后牙的中央沟或功能尖应排在牙槽嵴顶上，邻面观牙体长轴与冠状面牙槽嵴顶线一致。原则上，上颌前磨牙的中央沟和下颌前磨牙的颊尖，上颌磨牙的舌尖内斜面和下颌磨牙的颊尖内斜面的中央排在各自的牙槽嵴顶线上，见图5-4。

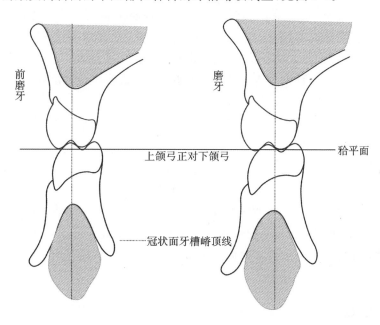

图 5-4 牙槽嵴顶线原则

（2）牙槽嵴顶间线原则：上下颌牙槽嵴顶间的连线称为牙槽嵴顶间线，Gysi认为排牙时最重要的参照是牙槽嵴顶间线，𬌗力方向应与牙槽嵴顶间线方向保持一致。这就要求后牙的功能部分（上颌前磨牙的中央沟和下颌前磨牙的颊尖，上颌磨牙的舌尖内斜面和下颌磨牙的颊尖内斜面）应尽量位于牙槽嵴顶间线上。值得注意的是，只有当牙槽嵴顶间线与𬌗平面垂直时，即上下颌后牙区牙槽嵴顶为正对关系，上下颌各自的冠状面牙槽嵴顶线和牙槽嵴顶间线重叠一致，位于各自的牙槽嵴顶线上的人工牙部位同时也位于牙槽嵴顶间线上；而当上下颌牙槽嵴顶不是正对关系时，后牙功能部分位于各自的牙槽嵴顶线上将无法形成正常的咬合关系。在调整上下后牙形成正常咬合时，为避免人工牙过于偏向颊舌侧，不可直接做颊舌向平移，应改变上下后牙的颊舌向倾斜度，将后牙功能部分调整到牙槽嵴顶间线上，形成尖窝交错的咬合关系，同时尽量使牙长轴与牙槽嵴顶间线方向保持一致，使𬌗力沿垂直方向传导至牙槽嵴顶，保证义齿在功能状态时的稳定（图5-5）。

知识链接
5-1

Note

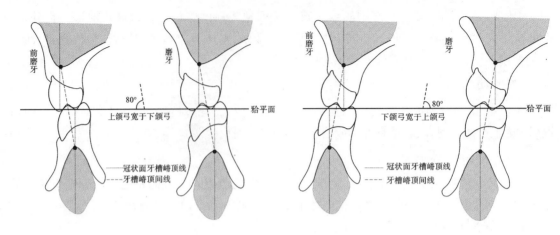

图 5-5　牙槽嵴顶间线原则

（3）减少功能状态时的不稳定因素：𬌗平面应平分颌间距离，与鼻翼耳屏线平行，后牙区高度位于舌侧缘最突处或略低，便于舌头将食物送至𬌗面。承受主要𬌗力的第二前磨牙和第一磨牙应排在后牙弓的中段。牙槽嵴严重吸收者，可将𬌗力最大的第一磨牙排在牙槽嵴最低处，以减少义齿行使功能时的翘动。适当降低非功能尖（上后牙颊尖和下后牙舌尖）的高度，减少研磨食物时产生的侧向力，有利于义齿的稳定和支持组织的健康。

（4）形成平衡𬌗：后牙排列时应形成合适的纵𬌗、横𬌗曲线和覆盖覆𬌗关系，以保证义齿能够实现咬合平衡。

2. "中性区"原则　1933 年有学者提出"中性区"的概念，天然牙在萌出过程中受到唇颊肌向内的压力和舌肌向外的推力，萌出后的稳定位置即为口腔周围肌群力量平衡的区域。当牙列缺失后，原先天然牙占据的这个肌群力量平衡的区域成为一个潜在的义齿间隙，为维护全口义齿的稳定，人工牙应排列在这个唇颊肌和舌肌力量平衡的"中性区"。

"中性区"原则的内容如下：牙列缺失后，上前牙区牙槽嵴唇侧吸收较多，因此上前牙一般排在牙槽嵴唇侧。上颌后部牙槽嵴的颊侧吸收较多（向内吸收），下颌后部牙槽嵴的舌侧吸收较多（向外吸收），排牙时应使上后牙整体偏牙槽嵴颊侧一些，下后牙由于舌体的活动，不能过于偏向舌侧，尽量位于牙槽嵴顶上。

二、排牙方法

当牙槽嵴条件良好及上下颌弓相对关系正常时，一般选用解剖式牙，排牙方法如下。

（一）排上前牙

1. 基本定位

（1）突度：上前牙应排在牙槽嵴的唇侧。切牙乳突与上颌中切牙之间有较稳定的关系，是排列上颌中切牙的参考标志。上颌中切牙唇面位于切牙乳突中点前 8～10 mm，上颌尖牙的唇面距离腭皱侧面约 10.5 mm。上颌尖牙顶连线处于切牙乳突中点前后 1 mm 的范围内。

（2）高度：小开口时上颌中切牙切缘露出上唇下缘约 2 mm，上前牙𬌗平面与瞳孔连线平齐。

（3）中线和口角线：上前牙中线（中切牙近中邻接点）与𬌗托上记录的中线对齐，上颌尖牙远中面位于口角线处。

2. 精确定位　见表 5-1 和图 5-6。

表 5-1 上前牙位置要求

牙位	与殆平面关系	近远中倾斜	唇舌向倾斜	扭转度
上颌中切牙	切缘整体与殆平面接触	颈部向远中倾斜 唇面牙体长轴与殆平面成 88°角	唇倾 颈部向腭侧内陷 邻面观唇面与殆平面成85°角	唇面与殆堤唇面弧度和坡度一致
上颌侧切牙	切缘整体高于殆平面0.5 mm	颈部向远中倾斜大于1 唇面牙体长轴与殆平面成 86°角	唇倾度大于1 颈部向腭侧内陷 邻面观唇面与殆平面成82°角	唇面与殆堤弧度一致
上颌尖牙	牙尖顶与殆平面接触	颈部向远中倾斜介于1和2之间 唇面牙体长轴与殆平面成 87°角	唇舌向直立 颈部向唇侧突出 邻面观唇面与殆平面垂直	远中向腭侧内收,与后部牙弓协调

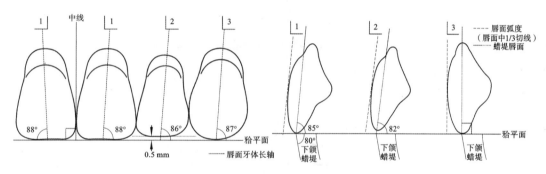

图 5-6 上前牙排列要求

3. 注意事项 上前牙的排列除了要符合各自位置要求外,还需注意使整体外观自然和协调。

(1)排上前牙时应先排两颗中切牙,以便及时检查中线,如有偏移应尽早调整。

(2)上颌侧切牙唇面与中切牙唇面可在一个弧度上,也可整体内收 0.3 mm,但不能突于中切牙唇面之外。为了能使前牙形成正常的覆盖覆殆关系,不出现开殆,侧切牙切缘不可离开殆平面太多,一般高于殆平面 0.5 mm。

(3)各倾斜度数值是数据参考,排牙时一般不会测量,但要做到心中有数,以此为基础做出各颗牙倾斜度的差异,同时注意整体协调性,不可过于夸张。例如,上颌侧切牙的唇舌向倾斜角度比上颌中切牙小 3°,颈部内陷应比中切牙稍多,以免导致颈部与上颌尖牙之间出现过大的落差。上颌尖牙的近远中倾斜度介于中切牙和侧切牙之间,排列时既要有差异又要注意三颗牙的颈部均向远中倾斜,使外观自然。避免将每颗前牙都排得毫无差别,出现过于"整齐"的"义齿面容"。

(4)上前牙排完后,用示指横贴上前牙唇面,从切龈方向检查上前牙的牙列弧度是否与颌弓形态一致,左右是否对称。

(二)排下前牙

1. 基本定位

(1)覆盖、覆殆:下前牙应排列在有利于义齿稳定和发音的位置,当上下颌弓相对关系正常时,前牙应排成浅覆盖、浅覆殆。覆殆太大容易造成前伸殆干扰,不易实现平衡殆;覆殆太小容易导致开𬌗或前伸𬌗时前牙不接触。若上下颌弓相对关系异常,必须排成深覆𬌗时,则应加大覆盖。

(2)高度:下颌四颗切牙的切缘应相互平齐,形成与𬌗平面平行且高于𬌗平面 1 mm 的一条直线,下颌尖牙的牙尖顶略高于切牙切缘(以不干扰侧方平衡𬌗为准)。切缘或牙尖与𬌗平面的接触关系与人工牙近远中倾斜度相互制约,若能做到切牙的切缘平齐一致,尖牙的牙尖顶为最高点时,一般也能保证近远中倾斜度的正确性。

(3)中线:下前牙中线(中切牙近中邻接点)应与上前牙中线对齐无偏移。当上下前牙中线一致,同时若覆盖、覆𬌗关系正确,可从唇面观察到,上下中切牙的四个近中切角间形成一个类似菱形的四角星形间隙,见图5-7。

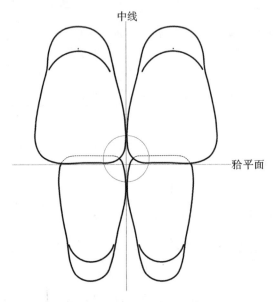

图 5-7　上下前牙中线对齐

(4)尖牙关系:下颌尖牙的牙尖顶位于上颌侧切牙和尖牙之间,上颌尖牙的牙尖顶位于下颌尖牙的远中邻面。

2. 精确定位　见表5-2和图5-8。

表 5-2　下前牙位置要求

牙位	与𬌗平面关系	近远中倾斜	唇舌向倾斜	扭转度
下颌中切牙	切缘整体高于𬌗平面 1 mm	近远中向直立	唇倾 颈部稍向舌侧内陷 邻面观唇面与𬌗平面成 86°角	下前牙扭转度与颌弓弧度一致
下颌侧切牙	切缘整体与下颌中切牙切缘等高	颈部稍向远中倾斜 唇面牙体长轴与𬌗平面成 88°角	唇舌向直立	与上前牙形成均匀一致的浅覆盖、浅覆𬌗关系
下颌尖牙	牙尖顶与下颌切牙切缘等高或稍高,以不干扰侧方平衡𬌗为准	颈部向远中倾斜更明显 唇面牙体长轴与𬌗平面成 86°角	舌倾 颈部稍向唇侧突出 邻面观唇面与𬌗平面延展线成 86°角	尖牙远中面向舌侧扭转,与后部牙弓协调

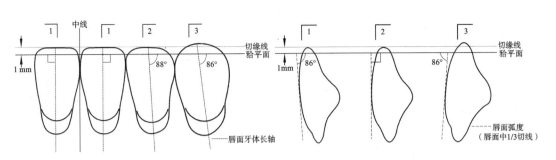

图 5-8 下前牙排列要求

3. 注意事项

（1）下前牙的排列有一定的规律：①近远中倾斜度：下颌中切牙的唇面长轴线与牙合平面垂直，颈部不偏斜；下颌侧切牙颈部稍向远中倾斜；下颌尖牙颈部向远中倾斜最多，三颗前牙的近远中倾斜度越来越大，呈递进关系。②唇舌向倾斜度：下颌中切牙整体唇倾（颈部稍向舌侧内陷），下颌侧切牙切缘内收，整体垂直，下颌尖牙牙尖再内收，整体舌倾（颈部稍向唇侧突出），三颗前牙唇舌向倾斜各不相同，又相互协调，呈渐变关系。

（2）上下前牙全部排列完成后，有必要在患者口内试戴。检查前牙中线与面部中线是否一致，上前牙切缘在上唇下缘显露的长短，切缘连线与瞳孔连线是否平行，患者唇部的丰满度是否合适，患者是否满意，如不符合要求应及时调整。

（三）排上后牙

后牙的排列顺序很多，如 Swenson 排牙法是先排好全部上后牙，再排下后牙。Snow 法是先排好一侧上下后牙，再排另一侧。协调对称法是先排一颗上后牙，再排对应的一颗下后牙。操作者可根据自己的习惯来进行排列。

1. 上后牙精确定位 见表 5-3 和图 5-9。

表 5-3 上后牙位置要求

牙位	与牙合平面关系	近远中倾斜	颊舌向倾斜	扭转度
上颌第一前磨牙	颊尖接触牙合平面 舌尖高于牙合平面 0.5 mm	颈部稍向远中倾斜 颊面牙体长轴与牙合平面成 89°角	颈部稍向颊侧突出	颊舌尖连线通过对侧 6 近中舌尖顶
上颌第二前磨牙	颊尖、舌尖均接触牙合平面	近远中向直立	颊舌向直立	颊舌尖连线与 4 颊舌尖连线平行
上颌第一磨牙	近舌尖接触牙合平面 近颊尖、远舌尖高于牙合平面 0.5 mm 远颊尖高于牙合平面 1 mm	颈部向近中倾斜	颈部稍向腭侧内陷	近中颊舌尖连线与 5 颊舌尖连线平行 近中沟与 4、5 中央沟成直线
上颌第二磨牙	近舌尖高于牙合平面 1 mm 近颊尖、远舌尖高于牙合平面 1.5 mm 远颊尖高于牙合平面 2 mm	颈部向近中倾斜	颈部稍向腭侧内陷	中央沟整体与 6 的远中沟成直线

2. 注意事项 上后牙的排列除了要符合各自位置要求外，还需注意整体的协调。

（1）边缘嵴等高：后牙的边缘嵴要等高，衔接流畅无台阶，以形成良好的咬合接触关系。上颌第一前磨牙的近中面与上颌尖牙远中面衔接流畅，在唇颊面不形成台阶，前后牙弓自然过渡。

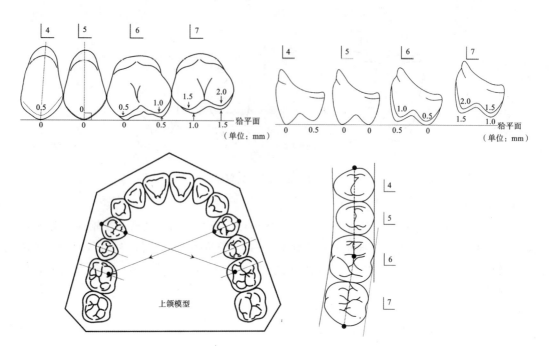

图 5-9　上后牙排列要求

（2）𬌗曲线合适：各牙尖与𬌗平面的接触关系正确，可形成弧度自然的纵𬌗、横𬌗曲线，前伸和侧向运动时无𬌗干扰，易于实现平衡𬌗。从颊面观，当视线与𬌗平面一致时，应能透过颊尖看到舌尖。7—4|4—7 颊尖连线形成凸向下的上颌纵𬌗曲线（补偿曲线），弧度自然、曲度合适。先将模型（人工牙𬌗面）朝下，从前向后观察，两侧𬌗平面高度应一致，两侧同名磨牙的颊舌尖连线形成的横𬌗曲线曲度应合适。再将模型（人工牙𬌗面）朝上，从后向前观察，后牙颊尖连线和舌尖连线形成的两条曲线的整体高度应协调。

（四）排下后牙

下后牙按 6、5、4、7 的顺序排列，主要通过正中𬌗尖窝相对关系来确定下后牙位置，注意上下后牙形成良好的咬合接触关系和正确的覆盖覆𬌗关系，同时应注意切导针和切导盘紧密接触。其基本定位如下。

（1）中性关系：当上下颌相对关系正常时，后牙按中性关系排列。上颌第一磨牙近中颊尖正对下颌第一磨牙近中颊沟，上颌第一磨牙近中舌尖正对下颌第一磨牙中央窝，下颌第一前磨牙颊尖对着上颌尖牙与第一前磨牙之间，见图 5-10。

（2）正中𬌗关系：正中𬌗时后牙有明确的尖窝相对关系（图 5-11），达到广泛紧密的正中𬌗接触。后牙除上颌第二磨牙外，均为一牙对两牙的相对关系。如咬合接触不紧密，将下后牙向上或向近远中移动，或改变颊舌向、近远中倾斜度及扭转度，颊舌侧均有良好的咬合接触关系。

（3）颊舌向位置：下颌义齿容易不稳定，其中人工牙的颊舌向位置也是影响稳定的重要因素。排牙时应使下后牙的舌尖全部位于下尖牙近中接触点与磨牙后垫的颊舌侧边缘构成的三角形（Pound 三角）内，可基本保证下后牙整体位于牙槽嵴顶上，见图 5-12。

（4）整体形态：下后牙中央沟的连线应协调连续，边缘嵴要等高，避免形成台阶。人工牙颊面突度和倾斜度协调一致。牙列弧度与颌弓形态一致。下颌纵𬌗曲线（Spee 曲线）、横𬌗曲线的曲度合适，保证平衡𬌗的实现和义齿的稳定。下颌第二磨牙的远中颊尖与磨牙后垫高度的 1/2 等高，远中面应止于磨牙后垫的前缘。

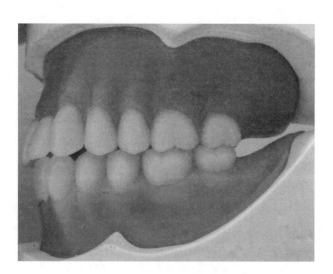

图 5-10　上下颌中性关系

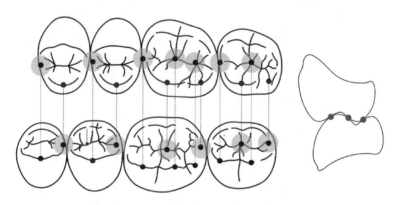

图 5-11　后牙咬合接触关系

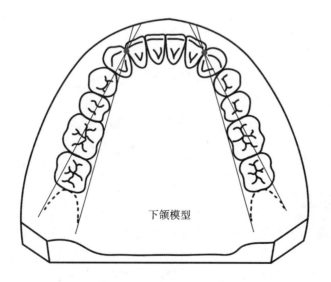

下颌模型

图 5-12　下颌 Pound 三角

Note

第三节　其他排牙法

一、舌侧集中𬌗

（一）全口义齿的𬌗型

人工牙𬌗面形态、排列及咬合接触方式称为𬌗型,常见的全口义齿𬌗型有两侧平衡𬌗、舌侧集中𬌗、平面𬌗和线性𬌗四种。合适的𬌗型须符合下列要求:①与患者的口腔条件及适应能力相宜,行使功能时保持稳定;②使人工牙承受的𬌗力垂直且均匀地传导至牙槽嵴顶,尽可能减小侧向力;③最大限度地避免支持组织的损伤;④恢复美观、咀嚼和发音功能。

（二）舌侧集中𬌗的概念和特征

两侧平衡𬌗具有很好的稳定性和较高的咀嚼效率,是剩余牙槽嵴丰满的无牙颌患者的最佳𬌗型设计。两侧平衡𬌗采用解剖式牙,在前伸和侧方咬合接触滑动运动过程中,上下后牙均为牙尖斜面接触,产生较大的不利于义齿稳定的侧向力。当无牙颌患者剩余牙槽嵴吸收较多、较低平时,其抵抗义齿水平向作用力的能力较差,两侧平衡𬌗反而不利于义齿的稳定,且容易导致黏膜压痛、牙槽嵴吸收。当牙槽嵴吸收严重时,其抵抗侧向力的能力降低,义齿固位不良和稳定性不佳,此时可选用舌侧集中𬌗。

舌侧集中𬌗由 Pound 设计,是适用于牙槽嵴严重吸收的一种改良𬌗型,正中𬌗时只有上后牙舌尖与下后牙中央沟有咬合接触,𬌗力集中在牙槽嵴舌侧,而后牙颊尖不接触,减小了侧向力,有利于增强义齿的稳定性,其特征如下。

（1）上后牙可采用解剖式牙,舌尖大颊尖小,下后牙为半解剖式牙,中央窝浅而宽阔。

（2）上后牙的舌尖和下后牙的中央窝位于牙槽嵴顶上,尖窝接触形成正中支持。

（3）两侧上颌磨牙颊舌尖相连形成曲度较大的横𬌗曲线,下后牙颊舌尖等高,横𬌗曲线曲度为 0°。

（4）两侧后牙接触点共有 8～12 个,即上颌前磨牙的舌尖和磨牙的近中舌尖,或四颗后牙的所有舌尖。

（5）保持了解剖式𬌗型美观和穿透食物能力强的特征。

（三）舌侧集中𬌗的排牙法

舌侧集中𬌗的前牙不需要特殊排列。排后牙时应使下后牙的中央沟位于牙槽嵴顶上,下颌第二磨牙的中央沟对着磨牙后垫的中央。上后牙的舌尖对着下颌牙槽嵴顶,颊尖抬高,上下颊尖不接触,形成 0.5～1 mm 的间隙。舌侧集中𬌗的后牙尖窝相对关系见图 5-13。

二、下颌排牙法

上颌排牙时先排上后牙,再根据排列好的上后牙排列下后牙,容易使下后牙与牙槽嵴顶及磨牙后垫的位置关系发生偏移。全口义齿固位和稳定不良的现象多发生于下颌,下颌排牙时先排下后牙,可参照牙槽嵴顶及磨牙后垫的位置优先照顾下后牙,更利于义齿的固位和稳定。

（一）排前牙

排前牙前先用雕刻刀将下颌蜡堤前牙区𬌗平面切除厚 1 mm,长度为两侧口角线之间,宽度为向内(舌侧)3 mm 的𬌗堤一条,作为上下前牙覆盖覆𬌗的参照。将上颌中切牙和尖牙与

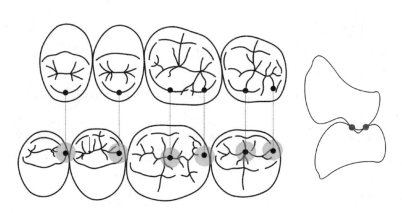

图 5-13　舌侧集中𬌗的后牙咬合接触关系

切削过的下颌蜡堤表面接触，上颌侧切牙高于该平面 0.5 mm；下前牙与未切削的舌侧𬌗平面平齐。因此，下颌排牙法排前牙，上下前牙统一比用上颌排牙法时下降了 1 mm。

（二）排后牙

下颌排牙法排后牙的位置要求见图 5-14。

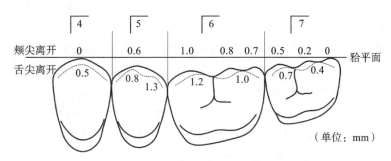

图 5-14　下颌排牙法排后牙的位置要求

三、上下颌弓相对关系异常的排牙

临床上无牙颌患者上下颌弓相对关系异常的情况也很常见，在排牙过程中不能把所有的全口义齿都按照常规方法排列，应以美观和功能为原则，根据不同情况采用合适的方案。

（一）上颌弓前部突出于下颌弓

1. 轻度上颌前突　一般排成正常的覆盖、覆𬌗关系。

（1）将上前牙盖嵴面磨薄，紧贴牙槽嵴排，减小唇倾度，使牙长轴接近直立。

（2）下前牙稍向唇侧排，或加大唇倾度，使前伸𬌗时上下前牙能接触。

2. 严重上颌前突　一般排成深覆盖关系。

（1）将上前牙盖嵴面磨薄，紧贴牙槽嵴排，切缘向腭侧倾斜。

（2）下颌牙弓小，可选用较上前牙小一号的下前牙或减少 1～2 颗下前牙。

（3）下前牙向唇侧排，但不能离牙槽嵴过远，以免影响固位和稳定。

（4）为了使下前牙在前伸𬌗时与上颌有接触，可适当加厚上前牙的腭侧基托，形成与下前牙切缘轻接触的𬌗平面板。

（5）不能为了片面追求正常的覆盖、覆𬌗关系而将上前牙排得过于偏舌侧或将下前牙排得过于偏唇侧。上前牙过于偏舌侧，在前伸𬌗时会形成𬌗干扰；下前牙过于偏唇侧，会导致下颌义齿不稳定。

Note

（二）下颌弓前部突出于上颌弓

1. 轻度下颌前突　一般排成浅覆𬭁或对刃𬭁。

（1）将上前牙向牙槽嵴唇侧排，加大唇倾度。

（2）将下前牙盖嵴面磨薄，紧贴牙槽嵴排，减小唇倾度，使牙长轴接近直立。

（3）可根据情况排成对刃𬭁。

2. 严重下颌前突　一般排成对刃𬭁或反𬭁。

（1）为了建立正常的后牙𬭁关系，结合上下颌前部牙弓大小的差异，选用小一号的上前牙和大一号的下前牙，若上下前牙型号相同，则需增加下前牙数量。

（2）可根据情况排成反𬭁，不可为了美观而使上前牙过分偏唇侧或下前牙过分偏舌侧，因为这样做不利于义齿的固位和稳定。

（三）上颌弓后部宽于下颌弓

此类关系为上颌后牙区牙槽嵴顶位于下颌牙槽嵴顶的颊侧。

（1）上颌弓稍宽于下颌弓：一般排成正常的覆盖、覆𬭁关系。

将上后牙稍向腭侧排，下后牙稍向颊侧排，减小上下后牙颊舌向倾斜度，即上后牙向腭侧倾斜，下后牙向颊侧倾斜，以建立正常的𬭁关系。

（2）上颌弓明显宽于下颌弓：有两种方法。

①方法一：先将下后牙按常规要求排在牙槽嵴顶上，再按正常𬭁关系排列上后牙，此时上后牙位于上颌牙槽嵴顶的腭侧。然后在上后牙颊面加蜡，雕出相应的牙冠形态，后续置换为树脂，恢复覆盖关系及对颊部组织的支持作用。

②方法二：先将上下后牙按常规要求分别排在牙槽嵴顶上，闭合𬭁架，上后牙舌尖与下后牙颊尖有早接触，磨改早接触点以恢复原有垂直高度。然后在上后牙的腭侧加适当厚度的蜡片与下后牙咬合，雕出蜡片咬合区域和舌面的解剖外形。

（四）下颌弓后部宽于上颌弓

此类关系是指下颌后牙区牙槽嵴顶位于上颌牙槽嵴顶的颊侧。

（1）下颌弓稍宽于上颌弓：一般排成正常的覆盖、覆𬭁关系。

将上后牙稍向颊侧排，下后牙稍向舌侧排，加大上下后牙颊舌向倾斜度，即上后牙加大向颊侧倾斜，下后牙加大向舌侧倾斜，使𬭁力作用于牙槽嵴顶。

（2）下颌弓明显宽于上颌弓（牙槽嵴顶间线与𬭁平面的夹角小于80°）：排成反𬭁关系。

①一般选用无尖牙，按对角线交叉互换后排成反𬭁，即上后牙的颊尖与下后牙的中央窝接触，下后牙的舌尖与上后牙的中央窝接触。

②后牙交叉排列后，下颌第一前磨牙与尖牙间若出现间隙，下颌需多排一颗前磨牙。

（五）后部关系一侧正常、一侧异常

出现此类关系多由两侧后牙缺失的时间长短不同所致，正常侧按常规方法排牙，异常侧采用上述相应方法排牙。

四、个性化排牙

在天然牙列中，前牙排列常是不整齐的。在全口义齿排牙时，可调整前牙的旋转度、近远中倾斜度，或移动唇舌向的位置，模仿天然牙列的不整齐，使全口义齿富于个性，称为个性化排牙。个性化排牙主要体现在前牙的排列上，但应与患者协商，在患者认可的前提下完成。

1. 上前牙切缘连线的变化　女性上前牙切缘或牙尖连线形成向下突的弧线，与下唇的微笑线（微笑时下唇上缘形成的自然曲线）一致，以显示女性的柔美。男性上前牙的切缘或牙尖连线可排得比较平直以体现阳刚之气。

2. 上前牙的扭转和移位 上颌中切牙外翻,即远中向唇侧旋转或侧切牙近中向舌侧扭转,显得中切牙宽大,适用于男性和性格豪爽的女性。中切牙内翻,即近中稍向唇侧旋转,远中向舌侧扭转或侧切牙的近中向唇侧突出,视觉效果上中切牙显得小,显得个性内敛。中切牙整体前移,侧切牙留在原位,使前牙列不呆板。尖牙颈部向唇侧突出,或整体向唇侧移动少许,近似"虎牙",可用于较年轻者,显得活泼。

3. 下前牙的扭转和移位 下前牙做一些适当的扭转或排得稍拥挤会显得更逼真,但不可过于夸张,应与上前牙协调,保证正常的覆盖、覆殆关系和殆平衡。

4. 老年人的个性化排牙 老年人的前牙排列时可有意识地在各牙间留小间隙,切缘和尖牙牙尖顶可略磨平以模仿磨耗的形态。

5. 面部中线不一致的患者 临床上常见面部中线偏斜即面部中线与鼻尖人中线位置不一致的患者,此时应调整前牙中线的位置使其略偏,在视觉上达到与面部中线及鼻尖人中线的自然协调,不可使偏斜更明显。有的患者微笑时左右露齿不一致,可调整前牙殆平面与上唇下缘平行,使两侧露齿相等,利用排牙弥补不对称。

第四节 平 衡 殆

咬合不平衡的义齿在行使功能时会发生翘动和脱位,同时会使支持组织受力不均匀,加速牙槽嵴的吸收,影响支持组织的健康。平衡殆是指全口义齿在正中殆及下颌前伸、侧方运动等非正中殆时,上下颌人工牙保持平衡接触关系,以保证义齿的稳定和保证支持组织的健康。

一、平衡殆分类

平衡殆是全口义齿与天然牙列在咬合形式上的主要区别。天然牙列前伸运动时,后牙无接触,侧方运动时非工作侧后牙无接触。而全口义齿的人工牙是借助基托吸附在口腔中的,任何一颗牙的早接触或殆干扰都会影响义齿的固位和稳定,在非正中殆时若只有前牙或单侧后牙接触,则会形成支点,造成义齿翘动脱位。因此将全口义齿排列成正中殆,上下后牙接触,下颌前伸运动至前牙对刃接触时,双侧后牙也有接触;一侧后牙侧向接触时,另一侧后牙也同时接触,该咬合方式称为两侧平衡殆。

两侧平衡殆主要通过在排牙过程中形成一定的咬合曲线和覆盖、覆殆关系,后期调殆去除早接触或殆干扰等实现的。

1. 正中殆 正中殆时,上下后牙尖窝交错达到广泛的殆接触关系,前牙不接触。

2. 前伸殆 前伸殆时,下颌前伸至前牙对刃接触,为防止义齿后部脱位,上下后牙每侧至少有一个点接触,主要为上后牙的牙尖远中斜面和下后牙的牙尖近中斜面接触。分类如下。

①三点接触平衡殆:上下前牙切缘对刃接触,两侧最后磨牙间各有一对牙尖接触。

②多点接触平衡殆:除上述三点接触外还有一对牙尖接触。

③完全接触平衡殆:前牙接触,后牙相对的牙尖均有接触。

3. 侧方殆 侧方殆时,两侧后牙均有接触,工作侧上下后牙同名牙尖接触(颊尖对颊尖、舌尖对舌尖),非工作侧(平衡侧)异名牙尖保持接触(上后牙舌尖的内斜面对下后牙颊尖的内斜面)。

知识链接
5-2

Note

二、平衡𬌗理论

关于平衡𬌗的理论很多,最著名的是 Gysi 于 1908 年提出的同心圆学说,该学说认为切道、髁道和人工牙的牙尖斜度为同心圆上的一段截弧。1926 年 Hanau 据此学说提出了影响平衡𬌗的五因素(表 5-4)。

表 5-4　Hanau 提出的影响平衡𬌗的五因素

因素名称	定　义
切导斜度	𬌗架上切导盘与水平面之交角
髁导斜度	𬌗架上髁槽与水平面之交角
牙尖斜度	后牙的牙尖斜面与牙尖底水平线之交角
定位平面斜度	定位平面(连接上颌中切牙切角与两侧第二磨牙颊尖顶所形成的平面)与眶耳平面之交角
补偿曲线曲度	补偿曲线(连接上颌尖牙牙尖、后牙颊尖形成的突向下,与下颌 Spee 曲线相吻合的弧线)的曲度

根据同心圆学说,五因素的相互关系如下:切导斜度和髁导斜度之间为反变关系,牙尖斜度、定位平面斜度和补偿曲线曲度之间为反变关系,而切导斜度或髁导斜度与其余任一因素皆为正变关系,见图 5-15。

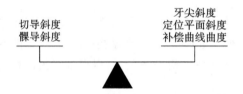

图 5-15　平衡𬌗五因素的关系

课堂互动

学生完成排牙后,将𬌗架合上,放在实验桌上排成一排。学生分组,从切导针与切导盘的接触关系、咬合关系、覆盖覆𬌗、前牙对称性及形态、牙弓整体位置和大小、𬌗平面的位置、平衡𬌗情况等方面交叉检查排牙情况。教师点评,强化学生对排牙要求的掌握。

🔲 小　　结

做好全口义齿排牙需从三个方面着手。首先排牙前须做好必要的准备,主要为人工牙的选择、检查𬌗架、画标志线和模型处理等。然后按照临床的指示,根据上下颌弓相对关系采用合理的方案,遵循排牙原则正确地排牙和调整平衡𬌗。排牙过程中及完成后应从不同的角度和方面对排列的人工牙进行检查和调整。

Note

目标检测

一、选择题

1. 全口义齿排牙时是否排成正常牙列,主要取决于( )。

A. 颌弓形态　　　　　　B. 颌弓大小　　　　　　C. 颌间距离的大小

D. 牙槽嵴的吸收程度　　E. 上下颌弓的水平关系

2. 横𬌗曲线由哪些牙尖的连线构成?( )

A. 两侧同名磨牙舌尖的连线　　　　　B. 两侧同名磨牙颊尖、舌尖的连线

C. 两侧同名磨牙颊尖的连线　　　　　D. 两侧同名前磨牙舌尖的连线

E. 两侧同名前磨牙颊尖、舌尖的连线

3. 全口义齿人工牙排成平衡𬌗主要是为了( )。

A. 义齿稳定　　　　　　B. 咀嚼效率高　　　　　C. 接触面积广

D. 义齿美观　　　　　　E. 纠正偏侧咀嚼习惯

二、名词解释

1. 中性区

2. 两侧平衡𬌗

3. 牙槽嵴顶间线

4. 个性化排牙

三、填空题

1. 人工牙根据其𬌗面形态可分为_____、_____、_____三种。

2. 全口义齿𬌗型主要有_____、_____、_____、_____四种。

3. 平衡𬌗的五因素是指_____、_____、_____、_____、_____。

四、简答题

1. 简述前牙排列的原则。

2. 简述后牙排列的原则。

3. 简述舌侧集中𬌗的特征。

（泰州职业技术学院　宋毅）

Note

第六章　蜡型塑形与试戴

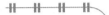

学习目标

1. 掌握：义齿蜡型与工作模型的准备；义齿蜡型的塑形技术。
2. 熟悉：义齿蜡型试戴前的准备；基托蜡型、牙龈、牙根突及腭皱襞的塑形要求；重上
𬌗架。
3. 了解：义齿蜡型戴入口腔后的检查。

第一节　蜡型的塑形

全口义齿修复的目的是恢复患者已经丧失了的天然牙列及其牙龈等缺损组织和面部外观，恢复咀嚼和发音功能。基托的蜡型塑形是用蜡型修复缺失的牙龈，完成基托磨光面所需的形态，其塑形范围是从人工牙的颈缘至基托边缘线，包括牙根突度和牙龈形状，直至形成全口义齿蜡基托磨光面的形状。其形态不仅关系到咀嚼、发音、美观，还牵涉与颊黏膜和舌外形的适合性，对义齿的固位和稳定也有很大影响。

一、蜡型与工作模型的准备

（一）检查人工牙位置的准确性

由于蜡放置时间较长易收缩，从而导致人工牙位置偏移而影响咬合关系，所以在蜡基托塑形前应检查上下颌的咬合关系是否发生改变，如果改变应及时调整。

（二）明确基托边缘的伸展范围、确定基托厚度

1. 明确基托边缘的伸展范围　一般在排牙前画好的基托边缘线，即为基托边缘的伸展范围。

2. 确定基托厚度

（1）原则上基托厚度为 1.5～2 mm。

（2）基托边缘、翼上颌切迹、磨牙后垫厚度为 2.5～3 mm，呈圆钝状。

（3）缓冲区基托可适当加厚，以便在相应的组织面做缓冲。

（4）唇、颊侧基托厚度以试戴时恢复患者唇、颊的丰满度为准，不要随意增减。如上颌前牙区牙槽嵴丰满者，唇侧基托可适当薄些；唇侧倒凹大可以适当减小基托长度，将唇侧基托边缘止于最突处；如上颌前突较重，前牙区也可做成翼式基托或唇侧不做基托，也可将唇侧牙槽嵴最突处的基托磨去。相反牙槽嵴吸收多者，唇侧基托可适当加厚，以恢复唇部的丰满度，但基托的厚薄要与人工牙的排列协调。

课堂互动

　　教师可挑选两名学生提问基托边缘的伸展范围及基托的厚度,教师点评、评分。通过上述互动使学生记住基托边缘的伸展范围及基托的厚度。

　　（三）准备蜡型塑形所需物品

进行蜡型塑形所需的物品包括蜡刀、蜡勺、酒精灯、酒精喷灯、红蜡片、软毛刷等。

　　（四）固定暂基托

用蜡密封经处理合适的暂基托周缘,并将其固定于模型上。注意模型不能浸水,否则蜡型与模型之间会出现缝隙,装盒时石膏进入组织面,可使最终的树脂基托与口腔黏膜不贴合,影响义齿固位。

二、蜡型基托的塑形

　　当义齿承受咀嚼压力时,舌、颊肌会在基托磨光面施加一定力量,这种力量可能是一种机械助力或是一种不良的斥力,因此基托磨光面形成一定固位形,使其与唇、颊肌的支持和运动方向协调一致。

　　按照基托固位形的要求,在基托的龈缘和基托边缘之间形成凹面:上颌腭侧向上内,颊侧向上外;下颌舌侧向下内,颊侧向下外(图 6-1)。

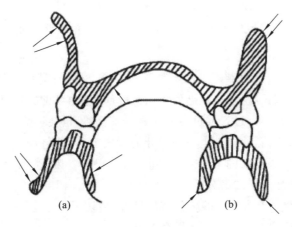

图 6-1　义齿基托固位形
(a)正确;(b)错误

三、牙龈、牙根突及腭皱襞的塑形

（一）牙龈的塑形

1. 根据基托唇、颊侧牙龈形态加蜡塑形

　　（1）观察人工牙的牙体长轴,根据解剖学牙颈线的位置和形状判断牙龈的形状和厚度,据此加蜡形成牙龈的外形。

　　（2）从殆面看,牙龈缘要体现游离龈包裹牙颈线并与之平行的带状形态。表现为唇轴嵴部略突,左右两侧按牙根的形状内收,整体厚度约为 2 mm。

　　（3）根据牙根粗细及系带和肌肉的走向等,在牙龈下方加蜡形成牙槽隆突。

Note

（4）加蜡时应注意体现牙槽隆突的质感，其宽度和突度要略大于牙根，中部的突起斜向远中，左右两侧按牙根的形状向龈方内收。

（5）对于牙根粗壮的单根及多根牙，因其牙根长而宽，需表现牙槽隆突，如上颌中切牙、上下尖牙及上下磨牙。

（6）对于牙根狭窄的单根牙及双根牙，因其牙根狭窄，需体现牙龈缘，如上颌侧切牙、下颌切牙、上下颌前磨牙。

2. 牙龈形态修整

（1）形成符合义齿间隙的形状后，观察人工牙牙面的倾斜度，为使牙颈部及牙龈缘与牙龈自然衔接，削除过剩的蜡，修整基托形态，检查已雕刻成型的部分是否符合要求。

（2）使雕刻刀与前牙唇侧牙面成 60°角（图 6-2），与后牙颊侧牙面成 45°角（图 6-3），逐个雕刻，使龈缘线对称、清晰。

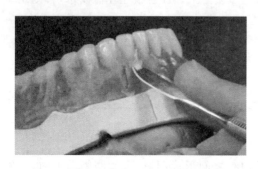
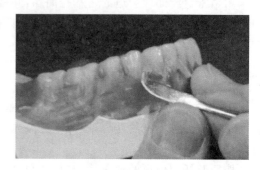

图 6-2　雕刻刀与前牙唇侧牙面成 60°角　　　　图 6-3　雕刻刀与后牙颊侧牙面成 45°角

（3）用雕刻刀在两牙之间的近远中面及龈𬌗方向雕出龈乳头和略微内陷的龈外展隙。

（4）使牙龈缘的凸与其下方的凹流畅衔接，并使其光洁，以便抛光。

（二）牙根突的塑形

在基托的唇、颊面用雕刻刀雕刻出各牙的根部外形。根据相应牙根的外形和长度要求先雕刻出牙根突度的位置和长度，再用刮匙修出微微隆起、隐约可见的牙根外形。在塑形时应使其似有似无，达到真实的效果，过长或过突都会显得不自然，也会影响磨光效果，甚至可能影响义齿固位。为易于义齿自洁，原则上上下颌磨牙的牙根突之间不做凹陷。

通常，牙根突用于牙根粗壮的单根牙和双根牙、三根牙。因此，需体现牙根突的牙位有上颌中切牙、尖牙、第一磨牙和第二磨牙。

1. 上前牙的牙根突　上颌尖牙的牙根突最显著，中切牙次之。

2. 下前牙的牙根突　下颌尖牙的牙根突最显著。

3. 磨牙的牙根突　短而浅。

（三）腭皱襞的塑形

为了符合生理要求，有利于发音，增加真实感，上颌基托的腭侧可采用滴蜡成型的方法，在前牙舌侧的牙颈线至腭侧的牙槽嵴上加蜡，模拟中缝和两侧黏膜不规则的突起，形成近似"S"形的轻微隆起（图 6-4），即腭皱襞（图 6-5）。天然牙列的腭侧形态因人而异，且牙颈部突度也存在个体差异，在第一磨牙的牙颈部下方增厚 1 mm，前牙牙颈部下方增厚 0.5 mm 较为适宜。

腭皱襞可按个人原来的形态，也可用典型的腭皱襞模型复制，还可采用雕刻成型、滴蜡成型的方法制作。腭皱襞处要注意认真打磨抛光。

（四）基托边缘整塑

避开唇、颊、舌系带，将基托边缘的长短修整合适，将厚薄修整圆钝，并将基托后缘修整光

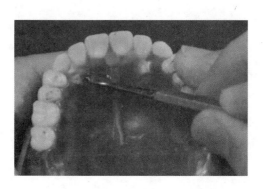

图 6-4 形成近似"S"形的轻微隆起

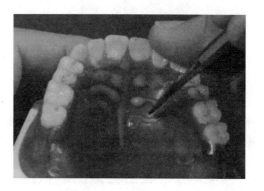

图 6-5 完成的腭皱襞形态

滑圆钝,保证后堤区封闭。

原则上,在与基托边缘相接触的颊肌及口轮匝肌、唇的下部等肌群接触的基托表面形成相应的凹陷。

蜡型雕刻注意事项如下。

（1）在排好人工牙后,方可进行蜡型雕刻。

（2）蜡基托上不要残留气泡。

（3）人工牙的牙冠上不要有蜡残留。

（五）基托表面光滑

（1）使用软毛刷将牙面及蜡型表面多余的蜡屑去除干净。

（2）用酒精喷灯光洁表面。

用酒精喷灯的尖细火焰对雕刻精修的蜡型表面进行喷光处理,使基托磨光面光滑、自然。使用酒精喷灯前,需确认盖子是否拧紧,酒精是否添加过多,喷射时酒精是否会溢出,火焰大小是否合适。喷光时要注意掌握好火焰的大小、距离和方向,在蜡型表面以较快速度移动,使其熔而不流,熔后又凝固,形成光滑、自然的磨光面,再用湿润软布擦光即可。若喷射火焰的时间过长,易造成人工牙的移位。因喷火枪的火焰熔点过高,会损伤人工牙表面,造成义齿的污染,原则上不要使用喷火枪。

火焰的方向,在牙间隙处可以垂直方向喷,在边缘和腭侧可以水平方向喷。

（3）用软布或纸巾擦光表面,使其光滑(图 6-6)。

（六）义齿蜡型完成后的检查

将制作完成义齿蜡型的模型再上到𬌗架上,检查咬合关系,如无显著改变,即可进行下一步操作(图 6-7)。

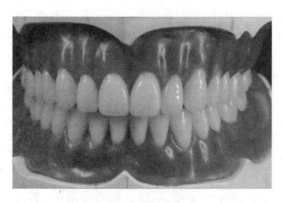

图 6-6 基托表面光滑

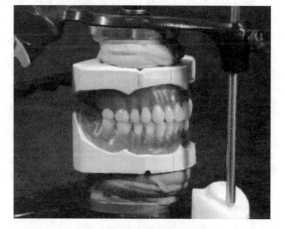

图 6-7 𬌗架上检查咬合关系

第二节　蜡型的试戴

全口义齿排牙上蜡完成后,应让患者在口内试戴。若发现存在问题,可及时修改或返工,因为义齿还处在蜡型阶段,容易修改,以免造成全口义齿的最终失败,试戴时要检查如下项目。

一、义齿蜡型在殆架上的检查

在试戴义齿蜡型前,首先要进一步检查义齿在殆架上的状况。

1. 检查基托　义齿基托边缘伸展是否适当;基托在模型上是否稳定;义齿蜡型与模型是否密合;牙龈雕刻的形态是否正确、如果是蜡暂基托,则检查基托是否在下舌侧、上腭侧做了适当的加固措施。

2. 检查排牙　前牙是否有正确的覆殆覆盖关系,后牙是否排列在与牙槽嵴顶连线适当的位置,两侧是否对称协调。从颊侧和舌侧观,后牙是否有良好的尖窝关系,检查义齿在殆架上是否有多点接触的前伸殆和侧方殆平衡关系。

二、义齿蜡型戴入口腔后的检查

义齿蜡型戴入口腔后,应从以下几个方面进行检查。

（一）检查外观是否协调

全口义齿戴入口腔后的第一印象很重要,医生要从正面和侧面分别观察患者的颜面外形是否自然和谐,中线是否正确,鼻唇沟、口角线是否与其年龄相适宜,丰满度是否适度。

（二）检查义齿蜡型是否平稳

将义齿蜡型戴入口腔后,医生可用两手示指交替按压左右两侧牙列殆面,检查有无翘动,以判断义齿蜡型与牙槽嵴的密贴程度。

（三）检查颌位关系

患者咬合时,上下牙列对合良好,与殆架上一致,反复咬合位置恒定,表明颌位关系正确。检查颌位关系可通过以下方法进行。

1. 扪测颞肌　医生的双手手指分别放在患者的两侧颞部,嘱患者反复做咬合动作。若两侧颞肌收缩有力,且左右肌力一致,说明颌位关系正常;若收缩无力,表明下颌前伸;若左右肌力不一致,说明下颌有偏斜,偏向有力的一侧。

2. 扪测髁突动度　医生双手小指放在患者两侧外耳道中,指腹紧贴外耳道前壁,当患者做咬合动作时,指腹应能感觉到髁突向后的冲击力,且左右两侧力度一致。若冲击力不明显,说明下颌前伸;若冲击力左右不一致,说明下颌有偏斜,偏向冲击力强的一侧。

3. 观察面形　暂基托义齿戴入后,医生应观察患者在自然状态下的侧貌轮廓,以帮助判断下颌有无前伸,特别要注意下颌与面中部的前后位置关系。不正确的颌位关系可能出现下列现象。

（1）下颌后退:如果暂基托义齿试戴时上下前牙呈水平开殆,上下后牙呈尖尖接触,殆垂直距离增高,表明下颌呈后退位。造成这种情况的原因是在确定颌位关系时,患者下颌处于前伸位,前伸位的蜡殆堤咬合记录转移至殆架上,完成排牙后,患者试戴时,下颌又回到正确的位置,因此出现下颌后退现象。

（2）下颌偏斜:上下牙列中线不一致,一侧后牙呈对刃殆或反殆,另一侧呈深覆殆,表明

Note

下颌偏斜。造成这种情况的原因如下：确定颌位关系时，咬合动作偏向一侧，试戴暂基托义齿时，下颌回到正中的位置，与上颌牙列相对呈偏向另一侧的现象；下颌后退时，也常伴有下颌义齿偏斜。

（3）前牙开𬌗：咬合时上下后牙接触，前牙不接触。造成这种情况的原因是咬合记录错误，或上𬌗架过程中移动了咬合记录。

如果发现下颌后退、偏斜或前牙开𬌗，则应返工。

（四）检查前牙

检查前牙的形状、位置、排列、中线、前牙切嵴线，以及前牙与唇的关系。前牙与唇的关系包括在正中咬合位，休息位，发音和微笑时的情况。此时检查前牙比在口内排列上前牙时观察得更全面。

检查下前牙与下唇的位置关系，下前牙应略向唇倾，唇侧基托应略有凹陷，与口轮匝肌位置应适当。

（五）检查后牙

检查后牙位置排列是否适当，𬌗平面是否在舌侧缘或略低处。

从颊侧观，后牙在正中𬌗是否有稳定的尖窝接触关系，将拇指和示指分别放在上颌托前磨牙区颊侧，让患者仅做咬合动作，基托应平稳不翘动，如果基托随咬合动作有前后或左右方向翘动，表明该部位有早接触。还可拉开口颊，用镊子或雕刻刀分别插入上下颌人工牙之间，检查是否有稳定的咬合。

从正面观，下颌后牙的𬌗平面应等于或略低于舌背的粗糙面和侧缘的移行部舌侧缘处。

检查义齿是否稳定，可用器械轻轻在下颌后牙中央窝及上颌后牙舌尖处加压，检查义齿在功能状态下是否稳定。

（六）检查基托

检查基托边缘是否合适，尤其是上颌后缘、下颌磨牙后垫处；检查后堤区是否已制作；如取印模时尚未在后缘区加压，可根据后缘区可压迫状态，进行模型修整。

检查基托外形是否影响唇、颊、舌肌的活动。上唇的支持应主要靠上前牙唇侧，而不是主要靠上唇基托，因后者会使患者面部不协调、不自然。

（七）检查𬌗垂直距离和发音

用发音法检查𬌗垂直距离之前，需再次检查上前牙腭侧蜡型是否合适。嘱患者发含"嘶"的舌齿音。此时上下牙间应有最小的间隙。如𬌗垂直距离确定过高，则发这些音会有困难。嘱患者迅速数数或念含"嘶"音多的句子，观察发音是否清晰，迅速发音的目的是防止患者有克服𬌗垂直距离不适而努力发音的情况。

试戴时发现问题需要及时纠正。必要时重新确定颌位关系，并重新排牙。

小　结

义齿蜡型塑形时，蜡型基托组织面的外形由模型的形态所决定，磨光面的形态对全口义齿的固位和稳定、义齿本身和面部的美观有着重要作用，技师可根据要求对牙龈、牙根突、腭皱襞、基托边缘等进行手工雕刻以形成良好的蜡型基托磨光面形态。全口义齿完成前通常要将已排好的人工牙的义齿蜡型戴入患者口腔内进行检查校对，以便发现问题并及时修改，避免造成全口义齿制作的失败。

目标检测

选择题

1. 上前牙牙根突最明显的是(　　)。

A. 上颌中切牙　　B. 上颌侧切牙　　C. 上颌尖牙　　　D. 一样明显

2. 基托的厚度一般为(　　)mm。

A. 0.5~1.0　　　B. 1.0~1.5　　　C. 1.5~2.0　　　D. 2.0~2.5

3. 全口义齿试戴时不需要检查哪一项?(　　)

A. 义齿基托的固位和稳定　　　　　　　B. 检查外观

C. 上下颌骨的颌位关系和义齿咬合情况　　D. 检查进食情况

4. 全口义齿的试戴是在何时进行的?(　　)

A. 义齿完成后　　　　　　　　　　　　B. 确定完颌位关系后

C. 义齿蜡型完成后　　　　　　　　　　D. 排列完前后牙后

5. 全口义齿试戴时,发现(　　)时肯定需要重做。

A. 恶心　　　　　　　　　　　　　　　B. 𬌗垂直距离过高

C. 发音不清　　　　　　　　　　　　　D. 牙色不协调

(永州职业技术学院　胡洁)

Note

第七章　全口义齿的完成

本章 PPT

学习目标

1. 掌握:全口义齿装盒、除蜡、树脂充填的方法。
2. 熟悉:树脂聚合的方法。
3. 了解:重上殆架及选磨。

全口义齿蜡型塑型完成后,还需要通过装盒、除蜡、树脂充填及聚合,才能将蜡型部分换成树脂,人工牙和树脂连成一个坚固的整体。

第一节　装　　盒

装盒的目的是在型盒内形成蜡型的型腔,以便充填树脂,树脂聚合后代替蜡型。

全口义齿的装盒采用反装法,即先将模型包埋固定在下层型盒内,人工牙、基托全部暴露(图 7-1),然后装上层型盒,人工牙翻到上层型盒(图 7-2)。

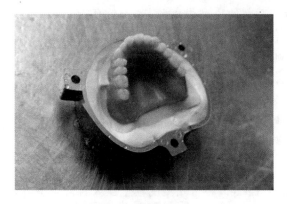

图 7-1　反装法装盒

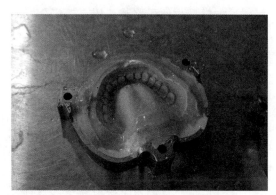

图 7-2　除蜡后的上层型盒

一、装盒前的准备

(一) 检查义齿蜡型

在装盒前,对义齿进行一次全面的检查,发现问题及时补救。成批装盒时,要分别做记号,以便于辨认。

(二) 选择型盒

型盒是由上层型盒、下层型盒和型盒盖三部分组成(图 7-3),下层型盒内还包括型盒底板。

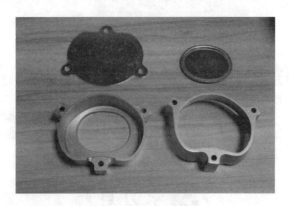

图 7-3 型盒的结构

型盒通常有大、中、小三个型号,应根据模型的大小来选择,原则是保证义齿蜡型包埋在型盒的中部,周围有 10 mm 的间隙,一般中切牙切缘距型盒顶部至少 10 mm。选择型盒时一定要注意上下层对合良好和完整无损,下层型盒有可卸底板者,一定要嵌合紧密。

课堂互动

> 认识型盒:教师挑选两名学生把型盒分散的三部分组装成一体。教师点评、评分。通过上述互动使学生认识型盒的组成及其之间的关系。

(三)模型准备

将完成蜡型的模型从𬌗架上取下,浸泡在清水中约 10 分钟,使其充分吸收水分,以免装盒时模型吸收周围石膏中的水分膨胀变大并导致石膏凝固加快,不利于装盒包埋密实。此外,浸湿后的模型也便于修整。用小锤轻轻振动𬌗架后部使模型脱离𬌗架,避免直接敲击模型。敲下的石膏模型底座如果太厚,需要用石膏模型修整机适当磨薄以便于装盒。在把模型从𬌗架上敲下和修整的过程中,应防止模型损坏,上颌要防止腭顶磨穿,下颌要防止模型折断。

二、装盒的方法

装盒前,在上、下层型盒内壁均匀涂布凡士林或者分离剂。如需要重新上𬌗架,模型表面和装盒石膏接触的部分也要涂布凡士林或者分离剂。

(一)装下层型盒

调拌适量石膏倒入下层型盒中,大约达型盒 1/3 即可,将带蜡型的模型压入石膏浆中,调整其高度及前后左右的位置,使其适中。如牙槽嵴前突较明显,义齿要前高后低,以减少倒凹。

用石膏调刀迅速削去多余的石膏,使蜡型边缘到型盒边缘呈一个较光滑的平面。下颌模型后部两侧突起到型盒边缘应形成光滑的斜坡,模型舌区后缘和石膏的过渡要自然。装下层型盒时动作要迅速,切记勿形成倒凹,当石膏未完全凝固时,边用细水流冲洗,边用手指轻轻抹光表面,使之光滑,并用排笔将黏附在蜡型和人工牙表面的石膏去净。如石膏已经凝固,蜡型和人工牙上的石膏可用雕刻刀去除,如操作时基托表面出现划痕,需重新修整喷光;模型周边的石膏可用工作刀或雕刻刀修平(图 7-4)。

下层型盒的边缘应完全暴露,以便与上层型盒吻合。待石膏凝固(约 30 分钟)后,在其表面均匀涂布一层石膏分离剂。

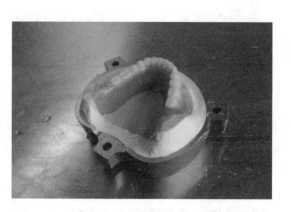

图 7-4　下层型盒包埋完成

（二）装上层型盒

下层型盒装好后,将上层型盒罩在其上检查,要求上下两层型盒的边缘吻合良好。为减小局部张力,更好分离义齿树脂和石膏,可在蜡型腭侧和舌侧先充填包埋专用硅橡胶,并在硅橡胶表面刻下划痕以增强其和石膏的结合(图 7-5)。

调拌石膏注入上层型盒内。灌注上层型盒时应注意:①石膏调拌得勿过稠;②注入时要振动型盒以排出气泡;③为防止牙颈部和牙间隙处产生气泡,可用排笔蘸石膏浆在这些部位先涂布一层(图 7-6),预涂所用石膏可较装盒石膏硬度稍大,注意人工牙𬌗面不宜涂过厚以便于分离石膏;④注入石膏的量要稍微超出型盒,确保合上型盒盖时有一定的石膏溢出,避免型盒盖下产生空泡。

石膏注满上层型盒后,平整石膏表面,加盖,放压榨器上压紧。

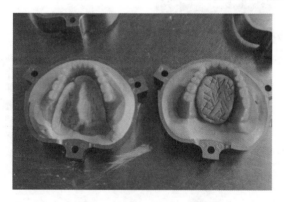

图 7-5　充填包埋专用硅橡胶

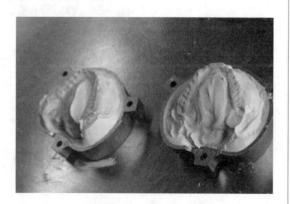

图 7-6　预涂石膏

第二节　除　　蜡

蜡型装盒完成后,需经加热处理,才能使蜡熔化去除,其目的是为填塞树脂准备好石膏型腔(材料转换腔),这一过程包括烫盒、冲蜡两个步骤。

一、烫盒

上层型盒灌注后约 30 分钟,包埋石膏完全凝固后,方可进行烫盒处理。

烫盒的方法通常有两种:第一种为把型盒置入开水中 5～7 分钟;第二种为把型盒置入约

Note

70 ℃的水中约 10 分钟,使蜡受热后软化。烫盒时间不可过长,以免使蜡熔化后浸入石膏模型中,影响涂布分离剂,打开型盒,用雕刻刀去除软蜡(可回收再用),并修去石膏型腔周围锐薄的边缘,用水冲洗干净,以免充填树脂时石膏锐边破碎压入树脂基托内。

二、冲蜡

烫盒去蜡后,为了将余蜡彻底去除干净,需在型盒保持一定热度的情况下进一步用热水冲洗。将上、下层型盒放在漏网上,盛热水的容器要放于高处,热水流出口要小,使冲蜡的热水不但温度高,而且有一定的冲击力(图 7-7)。如一次冲蜡的型盒较多,可先用热水将型盒淋一遍,提高型盒局部温度,使型腔内的蜡熔化后自动浮出水面,然后再冲一遍。

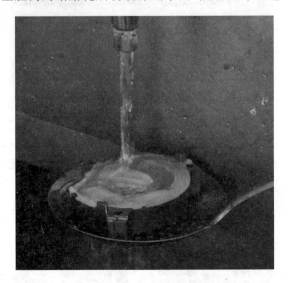

图 7-7 热水冲蜡

在冲蜡过程中,对松动的人工牙、金属网和折断的石膏块等,不得丢弃,待蜡冲净后,再放回原来的位置并加以固定。

第三节 树脂充填及聚合

制作全口义齿所用基托材料通常为加热固化型基托树脂,是由牙托粉和牙托水(又称单体)组成,牙托粉和牙托水按一定比例调和后充填,通过加热使其固化成型。

一、树脂充填

树脂充填(又称充胶)是指将树脂填入型盒去蜡后的石膏型腔内的整个过程。

(一) 树脂充填前的准备

1. 器材和环境的准备 在树脂充填前要准备好分离剂、玻璃纸、牙托粉、牙托水、清水盆、毛巾、调胶用玻璃杯或瓷杯(调拌杯)、充填器等,器材和工作台面要整洁,工作间要通风良好。

再次检查型盒,用气枪吹去石膏碎屑和水分,晾干,用排笔蘸酒精擦洗备用。

2. 涂布分离剂 用毛笔蘸分离剂(通常用藻酸钠)将型盒的石膏型腔表面涂布一层。目的是防止充填树脂时石膏吸收单体,保证义齿经热处理后组织面光滑并容易与石膏分离。

注意事项:①顺一个方向涂布,切勿反复涂擦,以免破坏已形成的薄膜;②尽量避免涂布在金属基板网状结构和人工牙上,以免造成其与基托树脂的分离,如果不慎涂上分离剂,可用棉球蘸取酒精或牙托水擦净。

3. 调配基托树脂 根据义齿蜡型的大小,取适量的牙托粉置于调拌杯中,从杯的边缘慢慢滴入牙托水,直至牙托粉完全浸湿,然后立即调拌,使其混合均匀,颜色一致。调拌杯应加盖,防止单体挥发。

（二）树脂充填的方法

1. 手工充填法 树脂充填常用的方法是手工充填法,是指用手把面团期的基托树脂充填到石膏型腔,经压榨器数次加压,并去除菲边,完成充填的方法。

（1）充填树脂:在 20 ℃左右室温下,牙托粉和牙托水调和后约 20 分钟可达到面团期,面团期维持 5 分钟,此时应进行充填。此期的特点是有丝但不粘手或器械,有一定的流动性(在一定的压力下)和压缩性,充填过早或过晚均不适宜。

充填前首先将手洗干净,取适量树脂,揉捏均匀后填入基托部分的石膏型腔内(图 7-8),不要展开过广,细小的部位可用充填器压入。

根据基托的厚薄,填入足够的树脂,一般填入的量要比实际的量略多些,以免充填不足。但不宜过多,以免造成浪费。充填一定要在面团期内完成。

（2）试压:在上、下层型盒之间衬一张浸湿的玻璃纸 (图 7-9),将上、下层型盒对合好,放在压榨器上试压,使树脂在压力的作用下流至型腔的各个角落。

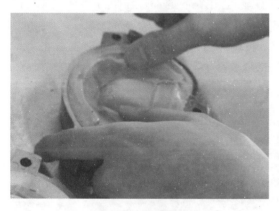
图 7-8 充填树脂

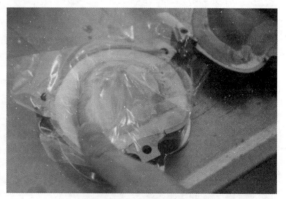
图 7-9 衬玻璃纸

（3）试压后的检查和处理:试压 1～2 分钟后,打开型盒,去掉玻璃纸,检查树脂充填情况,人工牙、金属基托或金属网有无移位,树脂充填是否足够、到位。

检查树脂是否充填足够是试压检查的重要内容。若石膏型腔内全部填满,边缘尚有多余树脂被挤出;树脂致密,颜色较深;玻璃纸的皱褶不明显,则表示填塞已够。反之,则表示填塞不足,可添加树脂再行试压,直至合适为止。

（4）关盒:试压完成后,去除玻璃纸,切除溢出的树脂,若分离剂有脱落,可再补涂一次,在人工牙的盖嵴部滴少量牙托水使其溶胀,然后将上、下层型盒闭合,用压榨器压紧,放在型盒夹内夹紧固定或以型盒螺丝固定,以备热处理。最后关盒前,注意不能遗失人工牙,不要将石膏碎屑掉入树脂内。

手工充填法是常规方法,该法的优点包括上、下层型盒能分离,充填简便;缺点包括在充填过程中,牙托水的挥发改变了粉液比例,且挥发的牙托水影响操作者的健康;聚合过程中,未施加压力,基托易产生变形;若无排溢道,义齿增高较多。

2. 注塑法 把热塑性树脂通过高压注入型腔内制作义齿的方法。

（1）定位:首先将专用硅胶和催化剂混合。然后将混合后的硅胶,从切端(颌面)向颊(舌)

Note

侧推压,至均匀盖过蜡型(图7-10)。待硅胶硬化后,取下并修整菲边(图7-11),开排气槽和注塑孔。

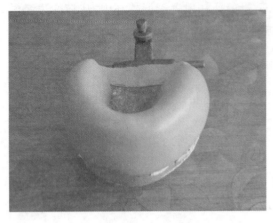

图7-10　用硅胶覆盖蜡型

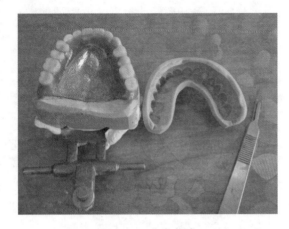

图7-11　分离硅胶

（2）去蜡：把人工牙取下,放入洗牙盒。用开水对模型、支架和牙齿进行去蜡处理,对模型进行填倒凹和缓冲处理,将处理好的模型浸入水中。

（3）复位：将已经去蜡干净的牙齿在硅胶上复位,并用胶水粘固,然后把牙胶结合部位用牙托水清洗,湿润。去除模型上多余的水,保持模型湿润,在充胶的部位涂上分离剂。如有支架应先将支架完全复位,并用胶水粘固,然后将硅胶完全复位,并用胶水粘固。

（4）充胶：按比例调和注塑专用树脂(图7-12),将调好的树脂倒入注射器。通过注射器的注塑孔充填树脂(图7-13),注意充填速度,以免造成硅胶变形。

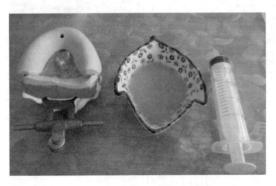

图7-12　调和注塑专用树脂

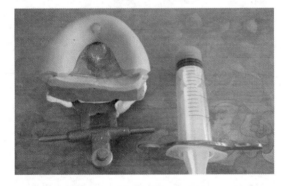

图7-13　通过注塑孔充填树脂

（5）树脂成型：将充胶完成的货件放入压力锅,调整好压力锅的时间和温度,开始压力聚合。压力聚合完成后,去除基托表面的包埋硅胶。检查牙齿、基托颜色、基托边缘有无异常;有无气泡和收缩孔。

注塑法进行树脂充填的整个制作过程中一直保留𬤊架,克服了传统手工充填法带来的义齿增高、咬合关系改变的问题,大大增强了全口义齿的制作精度。

二、树脂聚合的方法

（一）热处理

热处理是将填塞好的树脂加压加热处理,使其逐渐聚合固化成型的工艺过程。热处理包括采用湿式聚合法(水浴加热法)和干式聚合法两种,目前常采用水浴加热法。根据厂商、规格的变化,各种树脂的热处理方法可能略有不同。

知识链接
7-2

1. 湿式聚合法 此法较简便。

（1）将封闭的型盒放入冷水，加热至 100 ℃并保持沸腾 45 分钟。

（2）将型盒放入冷水，加热至 70 ℃，保持 30 分钟；然后加热至 100 ℃并保持沸腾 30 分钟。

（3）将型盒在 70 ℃的水中放置 60 分钟；然后加热至 100 ℃并保持沸腾 30 分钟。

（4）将型盒放入沸腾的水中，再次使水沸腾并保持沸腾 40 分钟。这个流程只适合中等大小的义齿。

（5）将型盒放入冷水，加热至 80 ℃并固化 10 小时。关闭热源，将型盒留在该水浴中过夜，使其自然冷却。

2. 干式聚合法

（1）将型盒放置在温度为 80 ℃的干燥箱 10 小时，使树脂充分固化。

（2）利用通电式加热压榨器压榨型盒，直接在压榨器上加热，使树脂聚合。

（3）将配套非金属型盒放入微波炉，使树脂在微波的作用下聚合。

（二）其他聚合方法

常见室温聚合，使用室温固化型基托树脂灌注型腔后，在室温条件下固化，过程中可加压加速其固化。其优点是聚合过程不加温，因此义齿完成后变形较小，但机械性能不如加热固化型基托树脂。

三、树脂充填及聚合中常见问题及原因

1. 气泡

（1）散在性小气泡：原因为充填不足或充填过早。

（2）基托腭（舌）侧最厚处出现较大气泡：原因为热处理较快。

（3）基托表面气泡：原因为牙托水过多或牙托水和牙托粉调拌不均匀。

以上气泡的产生与操作有关，而树脂材料本身性能不佳也可导致气泡产生。

2. 咬合增高 常见于型盒未压紧、树脂量过多等。

3. 基托颜色不一 常见于树脂调拌不均匀、充填时反复多次填塞等。

4. 人工牙与基托树脂连接不牢 常见于人工牙上沾有分离剂、人工牙与基托间未加牙托水等。

理论与实践

涂布分离剂：请学生分组，一组学生去净涂布在人工牙表面的分离剂，另一组在个别人工牙表面残留分离剂，在后续操作过程中检查人工牙与基托之间的结合情况，验证人工牙上涂有分离剂是造成人工牙与基托树脂连接不牢的原因之一。由此引导学生认识：细节决定成败。

Note

第四节 打磨抛光

一、分离义齿与模型

分离义齿与模型简称开盒,是指经过热处理树脂硬固并冷却后,将义齿从型盒内取出的过程。

(一)开盒时机

型盒在室温下冷却 30 分钟。然后,使用冷水完全冷却型盒。

(二)开盒方法

(1)打开压榨器或者卸除螺丝钉等设施,将石膏剪伸入上、下层型盒接缝内,分开上、下层型盒,注意应从不同方向逐渐分开。

(2)用小锤敲击型盒底板,脱出石膏块。

(3)用工作刀、石膏剪等工具将义齿从石膏块中分离出来。为避免损坏义齿,操作应细心。先用石膏剪剪去周围的石膏,再剪模型。注意不要从下颌义齿后部正中剪石膏,以免折裂。可用尖锐的雕刻刀具插入义齿和石膏结合缝隙中消除负压,快速整块地分离石膏。当较多石膏难以和义齿分离时,可以用气凿振动石膏使其和义齿分离。切忌用小锤或石膏剪向基托方向敲击石膏,以免附着更紧。

(三)义齿清理

用工作刀剔刮义齿表面附着的石膏,如还有石膏残留,将其浸泡于 30% 柠檬酸钠过饱和溶液中,24 小时后取出洗净,即可去除残留石膏。

二、磨光

为使全口义齿具有合理的形态和美学效果,患者戴入舒适,需要对其进行磨光。磨光后的义齿边缘圆钝,表面平整光滑,组织面无石膏及树脂小瘤,食物不易沉积,同时材料不易变质。按义齿表面光滑度,磨光分为粗磨、细磨两个步骤,其中粗磨主要是干磨,细磨主要是加水的湿磨。磨光时应遵循由粗到细,先平后光的原则。

(一)粗磨

粗磨又称为磨平,是使用技工微型打磨机配合各种磨具对义齿表面进行基本平整,消除其粗糙感。主要目的是去除义齿的菲边、突起,使其长度和厚度自然,边缘圆钝,以利于后面进行的细磨。

(1)基托边缘的研磨:主要去除菲边、较长较厚基托、倒凹过大的组织面,同时修出系带切迹。

根据磨除量的大小可选择不同粗糙程度、不同粗细的钢磨头、砂石磨头等磨具。

粗磨后,基托边缘应圆钝,从唇颊面观基托外缘应圆钝,基托从磨光面到组织面的过渡应自然。

(2)基托磨光面的磨平:如分离剂涂抹效果理想,操作熟练正规,开盒后的义齿磨光面可以保持蜡型原有光滑度,无须过多研磨。如有不光滑部位需要研磨,可采用细砂石磨头。

邻间隙残留石膏或者其他异物,可用细裂钻剔除。

如人工牙龈缘线不明显,可用细裂钻处理出较明显的龈缘线外形。

操作熟练的技师也可用磨具适当修整牙根外形。

(3)组织面的磨平:全口义齿组织面的要求是与口腔黏膜紧密贴合,一般不应研磨。可用小球钻细心磨除组织面上的尖锐突起、树脂小瘤、异物残渣等。

(4)精细磨平:经过上述步骤后,可用橡胶磨头将义齿整个磨光面进行精细打磨,使其更加平整细致。

(5)抛光基托磨光面。

(二)细磨

细磨又称为抛光,是指对义齿表面进行光亮处理,使义齿表面高度光滑并带反射光泽,美观效果进一步增强,令患者戴入口腔内感觉舒适。一般要用较大型的技工打磨抛光机配合布轮、毛刷轮、毡轮,并加入细石英砂糊和抛光油膏进行操作。

(1)基托磨光面的抛光:细石英砂加水调成糊剂,用润湿布轮进行抛光。如上颌义齿腭窿隆过深或者下颌义齿舌侧区域过窄,可选用小布轮或绒锥进行抛光。

抛光时要注意:①布轮在用力较大时仍然会对基托造成较大磨损,须注意用力的大小和方向,从不同的角度进行抛光。②在抛光过程中应经常用手检查抛光部位的光滑程度,较长时间抛光后应冲洗细石英砂糊并进行细致观察,以调整抛光部位和力度,避免过度抛光。③抛光时双手都要用来稳定义齿,避免义齿飞出,注意不能让布轮磨损人工牙。

(2)牙间隙的抛光:用短的黑毛刷配合细石英砂糊进行抛光。在抛光时要注意让黑毛刷的转动方向从龈向到𬌗向,以保护切缘。除唇颊侧外,舌侧牙间隙也要进行抛光。

(3)涂抛光油膏:将抛光油膏摩擦转动的毡轮,再用毡轮对义齿基托磨光面进行抛光,使其具有较强的光泽。

第五节 重上𬌗架与选磨

一、重上𬌗架

(一)重上𬌗架的意义

为了达到全口义齿的𬌗平衡,需要做一系列的工作。在试戴时因不能让人工牙承受太大外力致蜡型和牙列变形,只能在较小咬合力下检查全口义齿正中关系位的正确性及正中𬌗时人工牙的嵌合状况,无法检查非正中𬌗的接触。另外,在全口义齿完成过程中,无论采用哪一种树脂聚合方法都会产生树脂的固化收缩,导致人工牙位置和咬合关系的变化。因此,如果将聚合后的全口义齿重新上𬌗架并进行选磨,使其达到理想的正中、前伸、侧方𬌗平衡,就能够有效减少患者初戴时的检查和调磨工作,加快患者的适应速度。

(二)重上𬌗架的方法

在上𬌗架时,保证上下模型能够完整地从𬌗架上脱卸,并且能够恢复到𬌗架上的原位。装盒时,模型边缘和底座表面涂布凡士林或者分离剂,这样在树脂完成固化开盒后,模型可以完整地从型盒石膏中拆卸出来。将拆卸后的上下颌模型和全口义齿一起固定在𬌗架上,然后重新进行调磨。

二、选磨

尽量选择较薄的条形咬合纸,放在双侧上下牙之间,使𬌗架做开闭口运动,最开始用力可稍轻微,然后逐渐加大咬合力,反复多次运动。也可在咬紧情况下将咬合纸拉出,检查是否有早接触点。可用小球钻磨除早接触点,注意不要磨改功能尖,而应该磨除与早接触牙尖对应的中央窝或斜面。如下前牙切缘和上前牙舌面窝出现早接触点,一般只磨改上前牙舌面窝。进行人工牙磨除时,一次不要用力太大、磨除太多。每磨改一次即擦干净𬌗面上的咬合纸印迹,重新用咬合纸检查。反复多次操作直到义齿咬合印迹均匀。

正中𬌗检查完成后,调整𬌗架,使义齿在𬌗架上做前伸及侧方𬌗运动,放入咬合纸,检查早接触情况及有无咬合干扰,并进行必要的调磨。

🔲 小　　结

全口义齿蜡型完成后,为了将蜡型部分换成树脂,需先用石膏将模型连同义齿蜡型按一定方式包埋固定于型盒中(装盒),经加热烫盒及冲蜡后即形成石膏型腔(除蜡),在型腔内充填加热固化型基托树脂,加热聚合后,人工牙与基托连成一个坚固的整体(树脂聚合)。最后,从型盒中取出义齿进行打磨、抛光处理,全口义齿制作完成。

🏥 目 标 检 测

一、选择题

1. 装下层型盒时,倒入型盒内的石膏量是型盒体积的(　　　)。

A. 3/4　　　　　B. 1/2　　　　　C. 1/3　　　　　D. 1/4

2. 烫盒时,型盒置入 70 ℃以上热水中浸泡约(　　　)分钟。

A. 5　　　　　　B. 10　　　　　C. 15　　　　　D. 20

3. 充填树脂前,在石膏型腔表面涂布的分离剂是(　　　)。

A. 酒精　　　　　　　　　　B. 凡士林

C. 藻酸盐水溶液　　　　　　D. 钾皂水

二、填空题

1. 义齿装盒的方法有 _____、_____、_____ 三种,全口义齿采用_____。

2. 制作全口义齿所用基托材料通常为_____,是由_____和_____组成。

3. 注塑法充填树脂的步骤有_____、_____、_____、_____。

三、判断题

1. 全口义齿的装盒方法采用反装法。　　　　　　　　　　　　　　　(　　　)

2. 烫盒时,型盒置入 70 ℃以上热水中浸泡约 15 分钟。　　　　　　(　　　)

3. 涂布在人工牙上的分离剂可用牙托水擦净。　　　　　　　　　　　(　　　)

四、简答题

1. 水浴加热法有哪几种?哪种方法最简便?

2. 简述树脂充填及聚合中产生气泡的原因。

3. 树脂充填前的准备工作有哪些?

(重庆三峡医药高等专科学校　魏早)

第八章　全口义齿的初戴

本章PPT

学习目标

1. 掌握：全口义齿初戴的定义和意义。
2. 熟悉：全口义齿初戴的检查项目；调𬌗的方法；戴牙指导。
3. 了解：全口义齿初戴的检查方法。

全口义齿的初戴是指在全口义齿成品制作完成后，将义齿戴入患者口腔内，检查义齿的固位性、稳定性和患者口腔内疼痛感等，通过调磨使义齿就位并达到平衡𬌗，同时患者无明显疼痛感，最后对患者进行戴牙指导，使患者能顺利使用义齿。

患者的口腔环境各不相同，在全口义齿的制作过程中因为运输、器械、材料等原因均可能产生微小误差，而初戴的意义则在于解决误差，使义齿适合患者口腔环境，以便患者能尽快适应并使用全口义齿。

第一节　义齿的检查

口腔医生在拿到全口义齿成品后，首先应核对病例上的患者姓名与义齿制作单上的患者姓名是否一致，再核对义齿组织面的形态与患者颌弓大小和形状是否一致。若不认真核对，有时会误将两位患者的整副或单颌全口义齿互换，而造成不良后果。

一、义齿就位

在核对患者基本信息无误后需检查义齿组织面是否有残留的石膏碎屑、塑料小瘤、锐利的基托边缘等，若有应及时去除或修改。此外，还要检查有无因牙槽嵴过突造成的唇颊侧基托过大倒凹之处，常见的部位是上颌结节和上下前牙区唇侧，若有应调磨该处基托的组织面相应部分，否则会影响义齿就位，强行就位会擦伤相应黏膜，轻则疼痛，重则破损，给患者带来不必要的痛苦。磨改时应仔细耐心，切忌磨除过多反而影响义齿就位。如遇双侧上颌结节都很丰满者，可缓冲义齿一侧相应部位的基托组织面，戴义齿时先戴倒凹大的一侧，再稍旋转即可将另一侧顺利就位（图8-1）。

临床上有时还能见到因取模时下颌磨牙后垫或颊侧翼缘区压迫过重导致该区域基托组织面过分压迫相应软组织，造成下颌义齿不能就位的病例。检查清楚后，只要适当缓冲该区组织面即可顺利就位。在上述操作完成之后，全口义齿通常都能顺利就位。

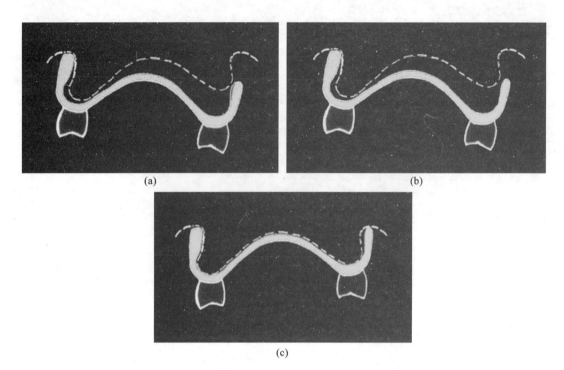

图 8-1　两侧上颌结节区基托均有倒凹时,应先戴倒凹较大的一侧

课堂互动

　　复习无牙颌解剖标志:教师挑选学生在无牙颌模型上把上颌结节、磨牙后垫、颊侧翼缘区以及常见的缓冲部位找出。教师点评、评分。通过上述互动使学生回忆无牙颌解剖标志这一重要知识点。

二、检查义齿是否平稳

　　检查义齿是否平稳的姿势是将双手的示指分别放在两侧的前磨牙𬌗面,左右交替向下压来感受义齿的稳定性。上颌硬区相应的基托组织面未做缓冲时常引起上颌义齿左右翘动;颊侧翼缘区、下颌隆突区基托组织面未做缓冲时常引起下颌义齿左右翘动。若经过适当缓冲翘动仍不消失,则应考虑是否义齿错戴、基托制作过程中发生变形,或者印模、模型不准。

三、检查基托

　　基托边缘是影响全口义齿固位的重要因素之一,其伸展范围、厚薄、形态都十分重要。在不妨碍周围组织活动的前提下,义齿基托应尽量伸展,并与移行黏膜保持紧密接触,以获得良好的边缘封闭效果,对抗义齿垂直向脱位。

　　若基托边缘过长会压迫周围软组织引起疼痛,而且在唇颊舌肌运动时易破坏固位,应磨去过长边缘。若基托边缘过短会减少基托与相应黏膜的接触面积,影响边缘封闭,亦不利于义齿固位,常见于翼上颌切迹对应的上颌全口义齿部位和下颌舌侧翼缘区后部对应的下颌全口义齿部位。过长的义齿基托边缘应适当磨短,过短的义齿基托边缘则应通过自凝树脂适当延长。

　　理想的基托磨光面形态应呈凹形,有利于唇颊舌肌对义齿的挟持作用,加强义齿的稳定性。但凹形不可过度,否则易造成食物残渣滞留,妨碍义齿的自洁作用。若基托磨光面呈凸型,通常会破坏义齿的固位效果,除非出现上颌牙槽嵴吸收十分严重,上颌骨颌弓较下颌骨颌弓小很多的情况时,为了使唇颊侧肌肉能够挟持上颌全口义齿,可适当将上颌全口义齿的唇颊侧基托做凸。

> ## 课堂互动
> 回顾全口义齿基托边缘正确位置:教师挑选学生在无牙颌模型上画出全口义齿基托边缘所在位置。教师点评、评分。通过上述互动使学生回顾全口义齿基托边缘位置这一重要知识点。

四、检查颌位关系

检查全口义齿的颌位关系是检验全口义齿戴入后能否正常使用的重要项目之一。患者戴入全口义齿做正中或非正中咬合运动时,应形成可重复的良好的咬合关系,咬合位置恒定,如同在𬌗架上完成排牙时的状态一样。若出现下列现象,则表明颌位关系不正确。

（一）下颌义齿后退

下颌义齿后退是指下颌全口义齿相对于上颌全口义齿呈后退状态,临床表现为全口义齿带入患者口腔内,上下颌义齿前牙区呈水平开𬌗状,上下后牙呈尖对尖状,𬌗垂直距离增高。究其原因常是在测定正中颌位关系时,患者的下颌在前伸位做正中咬合运动而未被医生发现和纠正。

若后退的范围小,可通过调𬌗使义齿正常使用。若后退范围较大,则必须重新测定颌位关系,重做全口义齿,或者只做上颌或下颌义齿。

（二）下颌义齿偏斜

下颌全口义齿偏斜常表现为上下颌全口义齿戴入口内后,人工牙列中线不齐,一侧后牙呈对刃𬌗或反𬌗,另一侧呈深覆盖。常见的原因是在测定正中颌位关系时,患者的下颌偏向一侧做咬合运动。将在此状态下制作的𬌗堤转移至𬌗架上,制作完成全口义齿,再将全口义齿戴回患者口中,此时患者下颌回复至正确位置,便出现了下颌义齿偏斜的现象。出现此类情况,应重新制作全口义齿,或者只做上颌或下颌义齿。

有时因口内某处疼痛也会造成下颌义齿偏斜的假象,疼痛原因消除后,偏斜也随之消失。

（三）前牙开𬌗

前牙开𬌗表现为全口义齿戴入口内后,人工后牙接触而前牙不接触。前牙开𬌗分为真性开𬌗和假性开𬌗。

真性开𬌗的原因是𬌗堤咬合记录有误,或上𬌗架过程中移动了咬合记录,导致𬌗架上的后牙区高度大于口内后牙区的颌间距离。发生此类情况时,轻者通过调磨后牙牙尖或可正常使用,严重者只能重做义齿。

假性开𬌗的常见原因是下颌牙槽嵴颊侧外斜嵴处对应的义齿组织面缓冲不够,或是磨牙后垫区取模时受压过重致使相应的义齿组织面局部过厚。假性开𬌗在确定原因后,通过适当调磨通常能够得到纠正。

课堂互动

　　回顾颌位关系：教师挑选学生复述颌位关系的类型，并在𬭣架上模拟相关运动。教师点评、评分。通过上述互动使学生回顾全口义齿颌位关系测定这一重要知识点。

五、检查咬合关系

　　在确定颌位关系正确的基础上，应进一步检查全口义齿的咬合关系，有无早接触、低𬭣等。检查的顺序是先检查正中𬭣关系，再检查侧方𬭣关系、前伸𬭣关系。检查的方法是将咬合纸置于上下人工牙列之间，嘱患者依次做正中咬合运动、侧方运动和前伸运动，不同的咬合运动应尽可能选择不同颜色的咬合纸以进行区别，侧方运动时也应使用不同颜色咬合纸区别下颌的运动轨迹。

　　上下人工牙接触紧密的部位会染上咬合纸的颜色，颜色的深浅代表接触关系的紧密程度。根据染色的部位分散程度可判定全口义齿的咬合接触情况是否均匀广泛。若仅有少数几个着色点，说明该点为早接触点，需调磨，应逐步少量调磨至各牙的𬭣面均有着色点，此时说明已达到均匀广泛接触。若着色点呈现出"○"状，则说明该点过高，已将咬合纸咬穿，应首先进行调磨。

六、检查有无疼痛

　　初戴义齿不应产生疼痛，若出现疼痛可能是出现了下列情况并应及时进行处理。

　　(1) 组织面有树脂小瘤。

　　(2) 牙槽嵴表面骨尖、骨突部位相应的组织面缓冲不足。

　　(3) 基托边缘过长、过锐。

　　(4) 颌位关系不正确，或个别牙有早接触。

　　(5) 印模局部受压过重或取模不准确、模型翻制变形，导致义齿组织面与其口腔内的相应部位形态不一致。

七、检查义齿固位

　　全口义齿固位良好是正常使用的前提。在全口义齿的使用过程中，良好的基托边缘封闭是十分重要的。医生常用以下手法检查全口义齿的固位。如嘱患者做开闭口运动，或与患者交谈；或用手指从患者口内摘取义齿，感受义齿的吸附力；或让患者半张口，用手牵拉其唇颊部，观察义齿是否松动或脱落。若以上操作后义齿均未松动或脱落则说明义齿的固位良好，反之则为固位不良。造成固位不良的常见直接原因如下。

　　(1) 基托边缘过长。当基托边缘过长压迫前庭沟、口底黏膜转折处，尤其是系带区时，在张口或唇颊舌肌运动时义齿可被推起脱位。

　　(2) 基托边缘过短、过薄、过锐。基托边缘过短常见于上颌结节和下颌舌侧翼缘区，这两个区域的基托对固位很重要，但此区域常为窄而深的间隙，取模时不易取完整，有时遇到上颌结节倒凹较大或舌根较敏感的患者则取模难度更大，因而影响了义齿的固位。基托边缘过薄、过锐，则边缘封闭差，唇颊舌稍运动便影响义齿固位。

　　(3) 上颌基托后缘与黏膜不密合。当上颌全口义齿后堤区制作不良时，义齿基托后缘与相应黏膜不密合,上颌软腭运动时,空气进入基托与黏膜之间,导致义齿松动或脱落。

全口义齿的固位和稳定通常是相互影响的,固位和稳定作用在临床上常常难以区分,二者缺一不可。因此稳定性不良也是造成义齿固位不良的间接原因。

(1)基托磨光面不理想。理想的基托磨光面应呈凹形,当基托磨光面过凸时会影响义齿的稳定从而影响固位,尤其是下唇咬紧,下唇与下前牙区牙槽嵴之间的间隙较大时,更易导致义齿固位不良。

(2)颌位关系不正确、咬合不平衡。当义齿颌位关系不正确、咬合不平衡时,义齿使用过程中会产生翘动,无法获得足够的大气压力和吸附力,导致固位不良。上颌全口义齿一般都比下颌全口义齿固位好,若上颌全口义齿出现固位差时,首先要检查颌位关系是否不正确。

(3)人工牙排列不佳。全口义齿人工牙应排列在中性区,若人工牙排列偏向唇颊侧过多,唇颊运动时易导致义齿脱落;若人工牙排列偏向舌侧过多,舌肌运动时已发生义齿脱位;若上下前牙覆𬌗过深,覆盖过小,下颌运动时也会影响义齿的固位。

课堂互动

回顾影响全口义齿固位和稳定的重要因素:教师挑选学生复述固位、稳定的定义,以及影响全口义齿固位和稳定的重要因素。教师点评、评分。通过上述互动使学生回顾全口义齿的固位和稳定这一重要知识点。

八、检查前牙排列

人工前牙排列主要应考虑恢复患者的个性外观,而全口义齿恢复的𬌗垂直距离、唇侧基托的丰满度、人工前牙排列的位置与弧度均与前牙区的美观密不可分。𬌗垂直距离决定了面下部1/3的高度,当𬌗垂直距离恢复过高时会导致面形变长,恢复过短则会导致面形变短。唇侧基托恢复的厚薄决定了唇部的丰满度,恢复过厚会导致唇部过于丰满突出,恢复过薄则会导致唇部支撑不够,唇纹明显。人工前牙列的唇腭侧偏向、人工前牙牙颈部的突度、人工前牙的对称性、上下颌中切牙之间中线的一致性、人工前牙排列的弧度、人工前牙切缘或牙尖与唇缘的位置关系都会影响美观。此外,患者、医生、技师的审美观有时也存在差异。若是因义齿制作工艺技术问题造成的不美观,需要修改或重做;若是因审美观念不同而导致的对美观认知的差异,则需相互协调,为避免这类情况产生,医生通常会将半成品义齿试戴入患者口中,征求患者意见,以便调整。

第二节 选磨调𬌗

选磨是为了调磨正中𬌗的早接触点,使正中𬌗达到广泛均匀的接触和稳定的尖窝关系,并调磨长正中、侧方𬌗和前伸𬌗时的牙尖干扰,达到平衡𬌗接触。

一、选磨调𬌗的意义

如果全口义齿的排牙是在简单𬌗架上完成的,或者虽然用可调节式𬌗架排牙,但上𬌗架时并未使用面弓将患者的上颌对颞下颌关节的位置关系转移到𬌗架上,或者未通过前伸𬌗关系记录将患者的髁道斜度转移到𬌗架上成为髁导斜度,使髁导斜度发挥引导平衡𬌗的作用,虽然全口义齿排牙按照牙位置的常规进行,能达到正中𬌗的良好平衡接触,但不一定能达到前伸𬌗和侧方𬌗平衡。为了获得完全接触的前伸𬌗和侧方𬌗平衡,要经过选磨。即使用了面弓和可调节式𬌗架,但因任何𬌗架都不可能完全模拟患者的下颌运动,也需要进行个别调磨。当然不能因选磨而减少了正常的义齿高度,否则会得不偿失,影响义齿质量。另外,全口义齿装盒等工序操作有误时,也会使义齿的𬌗关系受到影响,需要选磨调整。因此,全口义齿的选磨是改善𬌗关系,达到平衡𬌗的一种必要措施。如果在热处理后,已重新上𬌗架调整咬合,此时调磨工作就会很少。

二、选磨调𬌗的原则

当出现早接触时,无论是尖尖相对还是尖窝相对,必然牵涉至少上下两颗牙,磨改的原则是保护功能尖,即上后牙的舌尖和下后牙的颊尖。若上下均为功能尖时,不得已只能磨改其中一个功能尖。为了保护功能尖,当正中𬌗出现早接触时,要判断应磨下后牙颊尖还是上后牙中央窝,必须先检查侧方𬌗的早接触情况后再定。具体原则如下。

（一）正中𬌗时,一侧下颌牙颊尖与上颌牙中央窝有早接触的调𬌗原则

（1）该侧作为工作侧时上下牙的颊尖有早接触,而作为平衡侧时无早接触,这时应磨改上颌牙的中央窝。如果磨改了下颌牙的颊尖,虽然在正中𬌗时没有了早接触,但当作为平衡侧时,下牙颊尖与上牙舌尖之间就会出现不接触。

（2）该侧作为工作侧时上下牙的颊尖有早接触,作为平衡侧时也有早接触（对侧上下牙无接触）,这时应磨改下颌牙颊尖。

（3）该侧作为工作侧无早接触,对侧有早接触,作为平衡侧时无接触,对侧有早接触,这时磨改上颌牙中央窝或对侧下颌牙颊尖均可。

（二）正中𬌗无早接触,非正中𬌗有早接触的调𬌗原则

（1）工作侧上下牙颊尖有早接触,对侧上下牙无接触,可磨改工作侧的上颌牙颊尖。如果磨改了下颌牙颊尖,回到正中𬌗时下颌牙颊尖与上颌牙中央窝之间就会出现不接触。

（2）工作侧上下牙舌尖有早接触,对侧上下牙无接触,可磨改工作侧的下颌牙舌尖。若磨改了工作侧的上颌牙舌尖,回到正中𬌗时上颌牙舌尖与下颌牙中央窝之间就会出现不接触。

（3）工作侧无接触,平衡侧上颌牙舌尖与下颌牙颊尖之间有早接触,应磨改平衡侧的上颌牙舌尖或下颌牙颊尖。

（三）正中𬌗无早接触,前伸𬌗有早接触的调𬌗原则

（1）前牙有早接触,后牙无早接触,可磨改上前牙舌窝或下前牙切缘唇侧。

（2）前牙无接触,后牙有早接触,可磨改上颌牙尖的远中斜面或下颌牙尖的近中斜面。

三、选磨调𬌗的方法

发现有早接触点时,正规的方法是取两条烤软的蜡片放在上下牙列间让患者做正中咬合。蜡片变硬后连同全口义齿取出口外对𬌗好,义齿组织面灌入用抗膨胀液调好的石膏,固定在𬌗架上,去掉上下牙列间的蜡片,将两条咬合纸放在牙列间做咬合运动,牙列𬌗面出现的蓝点即为早接触点。用砂石磨去早接触点,便可达到广泛的接触。从𬌗架上拆下全口义齿,抛光磨改后的𬌗面,再放入患者口内试戴。临床上比较简单的方法是省去重上𬌗架的步骤,直接用咬合纸在口内检查早接触点,在口外磨改、抛光后再戴用。

理论与实践

选磨:在排牙与蜡型制作完成时,利用𬌗平面板灌注石膏复制上颌人工牙𬌗面咬合印迹,待石膏硬固后留存备用。待全口义齿打磨抛光制作完成后,利用留存的石膏咬合印迹重上𬌗架。嘱每位学生在𬌗架上完成选磨调𬌗。由此引导学生理解下颌运动轨迹、各种颌位关系,学会全口义齿选磨的原则与方法。

第三节 戴牙指导

全口义齿调试完毕后,医生应对患者正确使用和保养义齿进行指导,以便患者尽快适应义齿并发挥其功能。年龄对于患者适应义齿来说是一个明显的影响因素。年龄较轻、全身情况较好的患者适应义齿能力较强,咀嚼功能恢复较快,反之则较慢。具体医嘱如下。

一、增强使用义齿的信心

鼓励患者树立信心坚持戴用义齿,要告知患者初戴时会有异物感,易出现不会吞咽唾液、恶心、发音不清等现象,要做好足够的心理准备。

二、纠正不正确的咬合习惯

初戴义齿时,患者常感觉不易找到正确的正中𬌗位,而影响义齿的固位和咀嚼功能的恢复,其原因是患者因长期缺牙或长期戴用不合适的旧义齿,造成下颌习惯性前伸或偏侧咀嚼。因此,应教会患者学会边吞咽边做后牙咬合的动作,以帮助下颌后退到正确位置。

三、进食问题

初戴义齿进食应循序渐进,在能够确定正中咬合和适应发音后,先进食质软的小块食物,咀嚼要慢,尽量用双侧后牙咀嚼食物。锻炼一段时间后,再逐渐过渡到进食一般食物。

四、保护口腔组织健康

义齿初戴时医生常预约患者一周后复诊,原因是长期缺牙患者在戴用义齿后常出现黏膜受压义齿下沉的现象,甚至出现黏膜擦伤或破损,疼痛难忍的情况,医生应嘱咐患者在发生此类情况时,可暂时将义齿摘下浸泡于冷水中,再及时到医院复诊。

此外,为保证口腔黏膜健康,用餐后应摘下义齿,用冷水冲洗或用牙刷刷洗干净后再戴上,以免食物残渣存积在义齿组织面,刺激口腔黏膜。睡觉时应将义齿摘下,浸泡于冷水中,使无牙颌承托区组织能得到休息,有利于组织健康。

五、义齿的保养

义齿应至少每天用牙膏彻底刷洗清洁一次,最好能做到每次餐后都刷洗,刷洗时应特别小心拿稳,以免义齿掉落,摔坏义齿。为保持义齿清洁,应使用专业的义齿清洁剂,切勿使用开水、酒精、强酸、强碱浸泡或冲洗义齿。当义齿戴入口内不适合时,患者切忌自行用砂纸、小刀或其他物品盲目调改义齿。

小 结

全口义齿的初戴是全口义齿修复的最后一道工序。医生首先应核对患者信息以免误将义齿弄错，随后检查义齿是否能够正常就位、有无产生疼痛或者影响义齿固位、稳定和达到平衡𬌗的部位，将多余的部位调磨完全，最后指导患者正确戴牙。良好的义齿初戴对保证患者日后尽快适应全口义齿、正常戴用义齿、保护口腔黏膜都有十分重要的意义。

目标检测

一、选择题

1. 组织面有树脂小瘤会在戴用时产生（　　）。

A. 撬动　　　　B. 疼痛　　　　C. 脱落　　　　D. 折断

2. 选磨是为了调磨早接触点，达到（　　）接触。

A. 平衡𬌗　　　B. 正中𬌗　　　C. 侧方𬌗　　　D. 前伸𬌗

3. 以下哪项不是初戴时常见的全口义齿颌位关系不正确的表现？（　　）

A. 下颌义齿后退　　　　　　B. 下颌义齿偏斜

C. 早接触　　　　　　　　　D. 前牙开𬌗

二、填空题

1. 造成固位不良的常见直接原因有_____、_____、_____。

2. 选磨是为了调磨正中𬌗的_____，使正中𬌗达到广泛均匀的接触和稳定的_____，并调磨长正中、侧方𬌗和前伸𬌗时的牙尖干扰，达到_____。

三、判断题

1. 全口义齿初戴的第一步是使义齿就位。　　　　　　　　　　（　　）

2. 全口义齿调𬌗的顺序是正中运动、侧方运动、前伸运动。　（　　）

3. 可以用开水或者酒精给全口义齿消毒。　　　　　　　　　（　　）

四、简答题

1. 初戴的定义和意义是什么？

2. 选磨的意义和步骤是什么？

3. 初戴全口义齿时应如何指导患者？

（上海健康医学院　周璟）

第九章 修复后常见问题及义齿修理

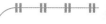

学习目标

1. 掌握：修复后常见问题及处理；基托折断、人工牙脱落及义齿重衬的方法。
2. 熟悉：全口义齿的软衬法。
3. 了解：全口义齿初戴时发音障碍的处理方法。

本章PPT

第一节 修复后常见问题及处理

全口义齿修复是口腔修复治疗中较困难的一种修复方法，临床上修复后可能会出现很多问题，影响修复效果，处理不当可能会导致修复失败。医生应及时查找原因，尽快处理，以保证口腔组织健康、恢复口腔组织功能。义齿戴用一段时间后也应定期复查，从而及时发现问题，尽早处理。

一、疼痛

患者复诊时叙述戴全口义齿后最常见的问题就是疼痛，临床上多数患者耐受性很强，认为坚持戴一段时间症状会逐渐消失，结果造成更大的损伤。引起疼痛的原因有很多。其主要原因可概括为以下几个方面。

（一）缓冲区处理不当

牙槽嵴上的骨尖或骨棱、上颌硬区、上颌结节颊侧、下颌隆突、下颌舌骨嵴等骨质隆起处黏膜覆盖较薄，受力后容易造成组织压伤。在有组织倒凹的区域，常由于上下摘戴义齿过程中的边缘摩擦而出现疼痛。

处理：在疼痛部位相应的基托组织面磨除少许，在基托组织面与组织之间留出少量空隙。

（二）基托边缘制作不当

制作的义齿基托边缘过长或者过锐，在唇、颊、舌系带位置避让不够，会在对应的口腔黏膜皱襞、系带部位出现软组织红肿、破溃或形成创伤性溃疡。如果过长或过锐的基托边缘出现在上颌义齿后缘或者下颌义齿远中舌侧，患者常可出现咽喉痛或吞咽时疼痛的症状。

处理：此种原因引起的疼痛，患者通常能较准确地指出疼痛部位，临床检查时也比较容易发现，只需将过长、过锐的边缘磨圆钝即可，但不可磨除过多，以免影响边缘封闭。

（三）义齿不稳定

义齿不稳定主要表现在患者说话、张口时义齿有固位，而咀嚼时发生移位，造成义齿不稳定的原因可概括为以下两方面。

1. 咬合关系不正确 义齿在正中咬合和侧方𬌗时有早接触或𬌗干扰。𬌗力分布不均匀,在牙槽嵴顶或侧面出现弥散性发红的刺激区域。

处理:若出现在牙槽嵴顶上,通常是由于早接触引起的,将下颌义齿戴入患者口中,医生用右手的拇指和示指或两手的示指放在下颌两颊侧基托上,使下颌义齿固定在下颌牙槽嵴上,然后让患者下颌后退,在正中关系位闭合,在患者的上下牙齿有接触时不动,然后咬紧,如医生发现下颌义齿有滑动或扭动时,新咬合时有早接触点,必须找出早接触点部位,给予磨除以达到𬌗平衡。

若出现在牙槽嵴侧面,通常是由于侧方𬌗运动时牙尖的干扰引起的,工作侧𬌗干扰发生在上后牙颊尖的舌斜面与下后牙颊尖的颊斜面之间;平衡侧发生在上后牙舌尖的颊斜面与下后牙颊尖的舌斜面之间,要结合正中𬌗情况进行选磨。

2. 人工牙排列的位置不正确 上颌后牙排列过于偏向颊侧而造成上颌义齿翘动;下颌后牙排列过于偏向舌侧而影响舌活动;下颌𬌗面太高,影响舌将食物送到𬌗面上,易致义齿脱位。

处理:此种情况一般需重做。

（四）𬌗垂直距离过高

𬌗垂直距离过高引起的疼痛与前几点的表现有所区别,通常为下颌牙槽嵴广泛疼痛,面颊部肌肉紧张、酸痛,上腭部有烧灼感,但口腔黏膜检查无异常。

处理:前牙覆𬌗不大时,可重新排列下后牙以降低𬌗垂直距离,或者选择重做全口义齿。

二、固位不理想

全口义齿固位不理想多见于下颌,一方面是由于患者牙槽嵴吸收低平,黏膜较薄,唇颊向内凹陷,舌体变大等自身口腔条件差的原因,初戴义齿时,可能会出现固位不良现象,当患者坚持戴用并适应义齿后,义齿固位力会逐渐提高。另一方面是义齿本身的问题,常见现象如下。

（一）口腔处于休息状态时义齿易松动脱落

当义齿未受到任何作用力而出现脱落时,主要原因为本身的固位力不足,一方面可以加大基托面积,让基托边缘在不妨碍系带及周围软组织活动的前提下足够伸展;另一方面可以让基托与组织间更加密合。

处理:基托组织面重衬,加长基托边缘或重新制作义齿。

（二）口腔处于休息状态时义齿固位尚好,但张口、说话、打哈欠时易脱位

一方面源于基托磨光面形态不良,边缘过长、过厚,或者在唇颊、舌系带区基托边缘缓冲不够,影响周围组织活动;另一方面可能是由于人工牙排列过分偏向颊或舌侧,影响周围肌肉的活动。

处理:调改基托形态,磨光面形成凹面形,调磨过长或过厚的边缘;系带的相应部位进行缓冲;磨改人工牙的颊舌面,严重者需重做。

（三）义齿固位尚好,但咀嚼食物时易脱位

一方面原因为人工牙有明显的早接触和𬌗干扰;另一方面原因为上下颌义齿后部基托过长、过厚,咬合过程中接触,使义齿前部翘起而影响固位。

处理:选磨人工牙,消除早接触和𬌗干扰,达到平衡𬌗,或将基托边缘磨短磨薄。

三、咬颊、咬舌

（一）缺牙时间较长、颊部组织向内凹陷,舌体肥大

处理:初戴义齿时患者不适应且使用不熟练会出现咬颊或咬舌现象,此种情况戴用一段时

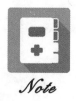

间后会自行改善。

（二）后牙排列不当导致覆盖过小

处理：咬颊时，可磨改上后牙颊尖舌侧斜面和下后牙颊尖颊侧斜面，加大颊侧的覆盖，以解决咬颊现象；咬舌时，磨改上后牙舌尖舌侧斜面和下后牙舌尖颊侧斜面，加大舌侧的反覆盖，以解决咬舌现象。

（三）颊侧黏膜被上颌结节、磨牙后垫处的基托夹住

处理：将两处的基托磨薄，加大间隙，切勿磨短基托，影响边缘封闭。

四、咀嚼功能不良

（一）人工牙排列位置不当

人工牙排列位置不当引起咬合关系不良，上下颌牙齿接触面积小，导致咀嚼效率低。
处理：重新排牙。

（二）𬌗垂直距离恢复不足

𬌗垂直距离恢复不足导致咀嚼无力。
处理：重新制作。

（三）人工牙𬌗面尖窝解剖形态不明显

处理：通过调𬌗，增加接触面积，形成良好的窝沟点隙和食物排出道。

五、发音障碍

全口义齿初戴时，患者常出现发音不清，一般使用一段时间后会有所好转，但也有一些情况需要进行调改。

（一）牙齿排列的位置不正确或义齿基托形态异常

此情况会导致发音不清或出现哨音。
处理：在上颌基托前部形成腭皱、切牙乳突形态，增加上前牙舌面窝、舌隆突形态。

（二）发"S"音不清

多由于下前牙排列靠舌侧或下颌前部舌侧基托较厚。
处理：将下前牙向唇侧移动或者调磨下颌前牙区舌侧基托厚度。

六、恶心

常见原因有以下几点。

（一）上颌义齿基托后缘伸展过长或基托后缘与组织不密合

处理：进行义齿重衬、恢复后缘封闭。

（二）人工牙排列不当

人工牙排列不当，前牙接触时后牙未接触，导致义齿后端翘起，刺激咽部。
处理：调𬌗达到平衡𬌗。

（三）义齿后缘过厚，引起恶心

处理：修改上下颌基托厚度。

七、心理因素的影响

患者由于长时间缺失牙齿，因此对于全口义齿修复有很高的期望值，认为可以达到真牙的

使用效果,恢复美观和功能,但戴用义齿后,面对出现的问题和不适,往往很难接受,要求重新制作。

处理:一方面,医生应首先检查义齿是否存在问题,并加以修改;另一方面,应向患者耐心解释全口义齿的特点,并指导患者正确使用,树立患者戴义齿的信心。

第二节　全口义齿的重衬与修理

一、全口义齿的重衬

在全口义齿基托的组织面加上一层塑料,使之充满不密合的间隙,称为全口义齿的重衬。

(一) 主要作用

(1) 使基托组织面与承托区黏膜组织恢复紧密贴合。

(2) 增加义齿的固位。

(3) 有利于咀嚼压力在承托组织上的合理分布。

(二) 适应证

(1) 义齿固位不良。

(2) 因翘动导致基托折断。

(3) 因承托组织受力不均导致的疼痛和牙槽嵴过度吸收。

(三) 重衬的方法

1. 直接法　采用自凝树脂直接在患者口内进行组织面重衬。先将义齿刷洗干净,擦干,均匀磨除一层组织面,使之粗糙。用棉球蘸单体涂布在组织面上。调拌自凝树脂,达黏丝早期时涂布于组织面。用棉球蘸液状石蜡或藻酸钠分离剂涂于患者需做重衬区的黏膜上。将义齿戴入口内,使义齿就位,嘱患者自然咬合。让患者做功能性整塑,多余的树脂从基托边缘挤出,形成良好的边缘封闭。在树脂硬固前从口内取出义齿,若树脂进入倒凹区的部分变硬,义齿便无法从口内取出。然后将义齿置入温水中浸泡,加速完成聚合。

2. 间接法　将义齿作为个别托盘,组织面加入印模材料,印模材料不宜过多、过稠,取闭口式印模,并做肌功能整塑,然后将义齿及印模材料直接装盒,用热凝树脂替换组织面上的印模材料。

3. 软衬法　自凝软衬材料是衬托在义齿基托与人体组织接触面上的一层柔软的高分子弹性材料。基托衬垫柔软而富有弹性,可以缓解基托对牙槽嵴的压迫,并使基托面与组织密合,增加固位,缓冲承托区黏膜的咀嚼压力,减小支持组织受力,避免压痛,提高咀嚼功能。适用于牙槽嵴低平或刀状,黏膜薄,支持能力差者。

二、全口义齿的修理

(一) 基托折断的修理

1. 原因

(1) 患者原因:外力摔断,𬌗力过大。

(2) 𬌗力不平衡:排牙位置不当;前伸侧方𬌗不平衡;牙槽嵴吸收导致基托不密合。

2. 修理方法　将义齿清洗干净后,用粘结剂粘固断端,组织面涂布分离剂后灌制石膏模

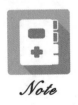

Note

型,使义齿两个断端被石膏模型固定,沿折断面斜向义齿磨光面将断裂处两侧基托各磨除一部分,直至石膏即将露出时停止磨除。为了增加义齿的抗折性,可将金属丝或金属网放于折断面,调自凝基托树脂,于黏丝期充填在磨改处,修整磨光面外形。

如折断的唇颊基托丢失或破碎,可用蜡或印模膏放在基托折断处,口内恢复基托外形,灌制石膏模型,装盒,在模型上用自凝树脂或热凝树脂修复。

(二)人工牙脱落或折断的处理

人工牙脱落或折断多见于前牙。

1. 原因 外力摔断;咬合不平衡;义齿制作问题,人工牙与基托结合不好。

2. 修理方法 磨除折断的人工牙及其舌侧基托,选择合适的人工牙排列在牙弓上,用蜡将其固定,唇颊侧涂布分离剂后用石膏复位记录,石膏范围应涵盖缺失牙近远中两个牙位邻牙,并盖过前牙切缘和后牙颊面及𬌗缘,常规热处理,在石膏上涂布分离剂后把人工牙复位,自凝树脂充填,打磨抛光即可。若有少数牙缺失,则将脱落牙盖嵴面和与之相应的基托处磨出固位形,用自凝树脂固定即可。

小 结

全口义齿修复后可能会出现各种问题,患者应及时复诊,医生要准确分析原因并进行正确处理,在保证患者组织健康、恢复、口腔功能的同时也要树立起患者戴义齿的信心。

目 标 检 测

目标检测答案

一、选择题

1. 患者戴用全口义齿出现咬颊的问题,说法不正确的是( )。

A.长时间缺失牙,颊侧组织向内凹陷

B.后牙排列位置不正确,覆盖过小

C.将义齿颊侧基托加厚可改善咬颊现象

D.将咬颊处基托磨短,直至不咬颊为止

2. 全口下颌固位差的原因,不包括( )。

A.下颌基托面积小 B.唇颊肌内陷

C.舌体变大 D.下颌印模易变形

二、填空题

1. 义齿戴用一段时间后,由于_____原因,义齿会下沉,在黏膜较薄的区域会出现疼痛,常用的处理方法是_____。

2. 人工牙折断或脱落常见于_____,主要原因有_____、_____、_____、_____。

三、简答题

1. 简述全口义齿固位不良的原因及处理方法。

2. 简述全口义齿折断的原因及处理方法。

(唐山职业技术学院 王元杰)

Note

第十章 全口义齿的其他修复方法

本章 PPT

学习目标

1. 掌握：单颌全口义齿的修复特点；全颌覆盖式种植义齿的组成及辅助构件；全颌覆盖式种植义齿的分类及适应证。

2. 熟悉：覆盖式全口义齿修复的优缺点；单颌全口义齿的修复要求；金属基托及金属加强网全口义齿的概念和特点。

3. 了解：覆盖式全口义齿的制作流程；即刻全口义齿的适应证及优缺点；全颌固定式种植义齿；CAD/CAM 全口义齿的概念及操作流程。

第一节 覆盖式全口义齿

覆盖式全口义齿是指义齿基托覆盖并支持在天然牙、已治疗的牙根或种植体上的一种全口义齿。被覆盖的天然牙、牙根或种植体称为覆盖基牙。覆盖基牙为种植体的全口义齿，又可称为种植覆盖式全口义齿。本节主要介绍覆盖基牙为天然牙的全口义齿。

一、覆盖式全口义齿修复的优缺点

（一）覆盖式全口义齿的优点

1. 义齿修复效果理想

（1）义齿稳定性好：因覆盖基牙的保留，延缓了基牙附近牙槽骨的吸收，改善了义齿的稳定性。

（2）义齿固位强：因覆盖基牙的存在，一方面，减缓了基牙附近骨组织的吸收，另一方面，覆盖基牙与剩余牙槽骨共同支持义齿，覆盖基牙上还可以设置各种附着体，可进一步加大义齿的固位力。

（3）提高了咀嚼效率：一方面，覆盖基牙的牙周膜保留了本体感受器的生理辨别功能，可以更有效地控制咀嚼吞咽反射中咀嚼循环的范围和类型，提高咀嚼效率；另一方面，义齿的固位和稳定好，咀嚼时义齿稳固不脱位，咀嚼效率高。

2. 保护口腔软硬组织健康

（1）覆盖基牙因保留了牙根，牙周膜本体感受器的保留使义齿具有区别咬合力大小和方向的能力，并可判断𬌗面间食物性状等，使口腔支持组织免受或减轻咬合创伤，有效防止或减缓基牙附近牙槽骨的吸收，为修复体提供更好的咬合力以及牙周膜的感觉反馈功能。

（2）覆盖基牙通过截冠术调整冠根比例，降低或消除了基牙的侧向力和扭力，使牙周膜免

Note

受创伤,改善其松动度,甚至使其完全稳固,得以保存较长时间。

（3）保留了覆盖基牙,使其与剩余牙槽骨共同支持义齿,减缓了牙槽骨的吸收。

3. 减轻患者痛苦 覆盖式全口义齿修复可以保存以前认为必须拔除的患牙,免除了患者拔牙的痛苦和等待伤口愈合的时间。

4. 义齿易于修理和调整 当覆盖基牙无法保留必须拔除时,只需在拔牙后在相应部位做重衬处理,即可改为常规全口义齿,不必重新制作。

（二）覆盖式全口义齿的缺点

1. 覆盖基牙易患龋病 覆盖基牙被义齿基托覆盖,几乎不受口腔的自洁作用影响,细菌极易在其周围生长繁殖,若患者口腔卫生状况不良,则极易导致基牙龋坏。覆盖基牙龋坏多发生在无覆盖物的冠面和根面上,或金属顶盖边缘与牙根面交界处,尤其根管口充填物与周围牙本质交界处为好发部位。因而,从基牙预备开始就应考虑并采取防龋措施,加强患者口腔卫生宣教。

2. 覆盖基牙易患牙龈炎 与覆盖基牙易患龋病相似,覆盖基牙的牙龈炎也是因为缺乏口腔自洁,加之口腔卫生不良、覆盖基牙或牙根上的覆盖物的边缘刺激龈缘。一旦覆盖基牙出现牙龈炎,应及时处理,否则可能导致覆盖基牙丧失。

3. 义齿制作困难 保留的覆盖基牙占据了一定的颌间距离,基牙的唇颊侧常存在明显的倒凹,因此常影响人工牙的排列、基托的外形和义齿的美观。如果在覆盖基牙上设置金属顶盖或附着体,会占据一定量的𬌗龈向和颊舌向的空间,不仅影响义齿的制作,而且减小了义齿的体积,削弱了义齿的强度,导致义齿易折断。

4. 治疗周期长、费用高 覆盖基牙或牙根需要进行完善的治疗,并且需在其上制作金属顶盖或安放附着体,因此增加了治疗的费用,延长了治疗周期。

二、覆盖式全口义齿的制作流程

（一）制订覆盖式全口义齿治疗计划

正确而完善的治疗计划是覆盖式全口义齿修复成功的重要保障,一般包括:适应证的评估、临时治疗计划的制订、初步治疗、重新评估、制订最终治疗计划、制作覆盖式全口义齿、复诊回访等。在制订计划时必须充分考虑以下两方面的问题:确定可以保留的牙和确定保留牙对义齿固位的必要性。

（二）覆盖基牙准备与预备

覆盖式全口义齿修复前应彻底治疗和改善拟作为覆盖基牙的预留牙及其牙周状况,提高修复效果,延长覆盖基牙的使用寿命。

1）外科准备 对口内所有余留牙进行详细的检查并拍摄 X 线片,参考覆盖基牙的要求,拔除无法保留或不理想的余留牙。与常规全口义齿修复类似,必要时需进行口腔软硬组织准备,如前庭沟加深、牙槽骨修整术等。

2）牙体牙髓及根尖周病变的处理 根据覆盖式全口义齿的设计,覆盖基牙均进行根管治疗(图 10-1),其原因是覆盖基牙常需磨短至平齐龈缘或在龈上 2～3 mm;覆盖基牙上需安装各种附着体以增强固位。

3）牙周治疗 依据覆盖基牙的牙周状况行牙周基础治疗和(或)牙周外科治疗,对改善覆盖基牙的牙周健康状况及覆盖式全口义齿修复后能有效承受𬌗力是十分关键的。牙周基础治疗主要是清除龈上、龈下的牙石和菌斑,根面平整,消除牙周炎症,降低牙周袋深度等。通过这些牙周基础治疗后,牙周健康状况明显好转且达到要求者,可直接进行覆盖式全口义齿修复。若不符合要求,则应采取翻瓣、根面平整、黏膜-牙龈外科法加宽附着龈宽度等方法,如果

Note

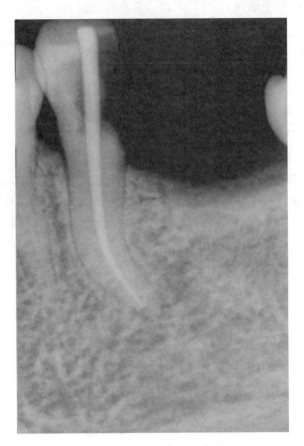

图 10-1 覆盖基牙的根管治疗

有根面龋且累及骨下者,则应采取外科手术加长临床牙冠,直至牙周状况符合覆盖基牙的要求。

4）修复准备　覆盖式全口义齿修复前进行修复准备的目的是使义齿承载组织和神经肌肉系统达到最佳状况。这些准备包括:①把局部义齿转变为临时全口覆盖式义齿:多数患者在行覆盖式全口义齿修复前均有佩戴局部义齿史,而可摘局部义齿的舌杆、无支持作用的卡环、部分基托常造成牙周组织的损伤,去除这些有害部件后调整原局部义齿,使其得到牙根的支持而变为临时全口覆盖式义齿。②基础性修复准备:对口内情况复杂的患者,采用即刻覆盖义齿等方式尽可能缩短缺牙时间,避免从自然牙列直接过渡到全口义齿。③口内有不良修复体者,应尽早拆除,有殆垂直距离过低需要升高咬合者,应先升高咬合,待患者适应后再进行覆盖式全口义齿修复。

5）覆盖基牙预备与顶盖制作　不同的治疗设计决定了余留牙对义齿的支持形式,也决定了基牙的预备方式(图 10-2)。通常情况下,因余留牙龋坏、牙周附着丧失、健康牙体组织较少,基牙预备需谨慎。现将几种基牙的预备方法分述如下。

(1) 长冠基牙的牙体预备。

按有无金属顶盖,长冠基牙的牙体预备有两种。

①无金属顶盖的长冠基牙的牙体预备:具体方法如下。

a.调磨基牙轴面倒凹,以求得义齿的共同就位道。

b.根据具体情况降低基牙的高度,以保证覆盖义齿基托有足够的厚度和强度。

c.精修完成,即调磨各轴面角和边缘嵴,使之圆滑。

②有金属顶盖的长冠基牙的牙体预备:此类基牙的牙体预备方法基本类似于全冠的牙体

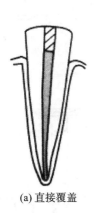 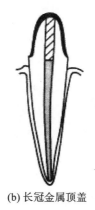 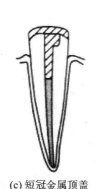

(a) 直接覆盖　　　(b) 长冠金属顶盖　　　(c) 短冠金属顶盖

图 10-2　常规覆盖基牙

预备或套筒冠的牙体预备。不同之处在于：

a. 单顶盖基牙的轴面聚合度较大，其聚合程度视基牙的牙周健康状况而定，牙周健康者，聚合度小；牙周健康较差者，聚合度大。

b. 单顶盖的基牙面预备成圆钝形以利于金属顶盖的制作。

c. 双层顶盖基牙的龈缘处预备较多，以容纳内外金属顶盖的厚度并使之与基牙的牙周组织有适宜的接触关系。

（2）短冠基牙的牙体预备。

①磨短牙冠：对于死髓牙，将牙冠降低至龈缘或在龈缘上 1～3 mm，若为残根，仅进行适当调磨。但一般情况下牙体预备的量取决于基牙有无活力、预计基牙所承受负荷的大小、颌间间隙大小等。活髓牙可保留活髓或依需要做根管治疗。如果基牙要支持义齿，可在龈上 1 mm 处截断，如果基牙要对抗侧向力，则应保留龈上 3 mm 的高度。

②调磨过锐边缘：将根面修成光滑的圆顶状，根管口调磨成小平面。

③封闭根管口：可用银汞、树脂等材料封闭根管口并将根面打磨抛光。

（3）金属顶盖的制作。

依据覆盖基牙牙体、牙周组织的健康情况，义齿设计对固位、支持、抗力的要求，金属顶盖制作及其轴面聚合度也有一定差异。

①单顶盖的制作：与铸造金属全冠相同，边缘应与颈缘线一致，避免悬突、边缘过短或过长。牙周组织健康者，其轴面聚合度可小，反之则大。

②类同于套筒冠的制作。

（4）直接固位的预成附着体的基牙预备。

在覆盖式义齿中，直接固位的附着体一般无金属顶盖，可直接粘固或旋入根管内，附着体体积小，固位作用好，具有操作简单、经济、实用的优点，但是要求基牙牙周组织健康，根面无龋坏。以 Dalbo-Rotex Anchor 附着体为例，其基牙预备步骤和方法如下。

①基牙根管预备：首先拍摄牙根 X 线片检查根管治疗情况，然后根据根长选择合适的桩柱，根尖预留 4 mm，根尖封闭，根管预备深度比所选的附着体桩长度长 1～2 mm（图 10-3）。

②抗沉肩台的预备：适用于长颈 Dalbo-Rotex Anchor 附着体，使用专用钻头预备一个 1～1.5 mm 深的抗沉肩台（图 10-4）。

③手动扩大根管腔（图 10-5）。

④旋入螺纹状固位桩钉（图 10-6）。

⑤粘固固位桩（图 10-7）。

Note

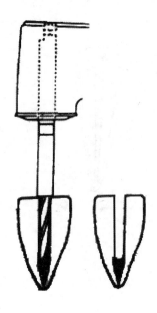

图 10-3　基牙根管预备

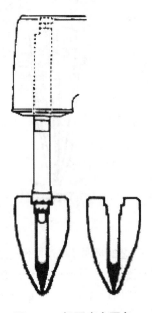

图 10-4　根面肩台预备

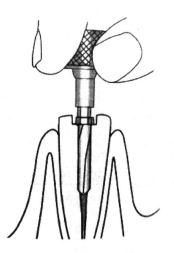

图 10-5　手动扩大根管腔

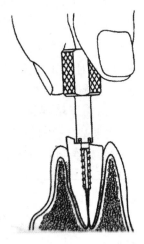

图 10-6　套筒扳手旋入固位桩钉

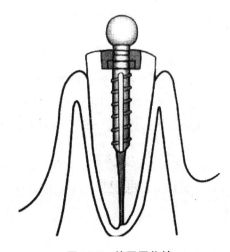

图 10-7　粘固固位桩

（三）制取印模

当基牙设计为直接覆盖时，无须特殊的印模技术。当基牙的根面预备和处理完成后，用个别托盘、弹性印模材料，制取全牙弓印模。对于直接粘固的预成衔铁和预成的桩帽型衔铁的磁性附着体，可直接制取全牙弓印模，但是制取印模前须将永磁体安放于口内的衔铁上，这样在所灌注的工作模型上石膏就占据了永磁体的空间，由此制作的义齿在相应部位则预留了空间，便于后期在口内粘接永磁体。

当覆盖基牙需制作金属顶盖时，则需采用"两阶段印模技术"。这是因为制作金属顶盖时必须制备可拆卸式代型，这样会破坏工作模型上基牙周围的牙槽嵴形态，所以必须再多取一副印模用于制作义齿的组织面。第一阶段，用个别托盘和弹性印模材料制取覆盖基牙（有时需包括根管）和剩余牙槽嵴的印模。在制作金属顶盖蜡型（尤其是长冠顶盖）时，必须考虑其与剩余牙槽嵴的倒凹区是否有共同就位道。金属顶盖制作完成后，在口内试戴并粘固，因金属顶盖不需要转移到工作模型行进一步处理。第二阶段，金属顶盖粘固后，用个别托盘、弹性印模材料再次制取全牙弓印模，用于制作最终的义齿。对于设计铸接式衔铁或铸造式衔铁等磁性附着体的全口义齿，也可采用同样的印模技术。

当覆盖基牙设计为按扣式附着体或杆卡式附着体时，也可采用"两阶段印模技术"，但是与金属顶盖制作技术有一定区别。第一阶段，印模技术与上述相似。当金属顶盖完成后，根据所确定的就位道将附着体的阳性部件焊接至金属顶盖。然后，在口内试戴金属顶盖，但是不能粘固，因为金属顶盖须转移到工作模型以便进一步处理。第二阶段，金属顶盖在口内就位后，再次制取全牙弓印模，同时将金属顶盖转移至新的印模，用于制作最终的义齿。该阶段的全牙弓印模有两种制取方法：①第一阶段使用个别托盘在基牙相对位置开窗，使用弹性印模材料制取患者口腔无牙区印模，检查并修整印模；然后，印模就位于口内，将金属顶盖通过开窗就位于基牙，在开窗中的基牙和金属顶盖周围注入弹性印模材料，将它们固定在个别托盘上。②修改第一阶段使用的个别托盘中相对基牙的部位，但不能开窗，使得托盘就位时不能接触金属顶盖上的阳性部件。采用弹性印模材料一次制取全牙弓印模同时转移金属顶盖。

（四）颌位关系记录和转移上𬌗架

覆盖式全口义齿的颌位关系记录、转移上𬌗架的方法和步骤与常规全口义齿相同，参考全口义齿颌位关系记录与转移方法要求完成。

（五）覆盖式全口义齿蜡型的制作和试戴

覆盖式全口义齿的人工牙选择和排列、𬌗型选择与常规全口义齿的要求一致，同样需要建立平衡𬌗。基托蜡型的设计要求同常规全口义齿。但是，由于存在覆盖基牙，基托的设计还需考虑以下因素：①有利于患者保持良好的口腔卫生。②避免基托对基牙周围的附着龈产生机械性创伤。③不会引起菌斑聚集。④不妨碍唇颊舌肌的生理运动，不影响发音和美观。⑤便于修理。实验研究和临床观察均已证实，为了维护基牙的牙周健康，可考虑采用环基牙开放式的基托设计。通常，基牙周围牙槽骨不会发生明显的骨吸收，特别是前牙的唇侧，义齿的基托无须覆盖这些部位的唇侧区域。在某些情况下，基托的伸展受到义齿就位道的限制，基托应终止于牙槽嵴的观测线，否则，过度伸展易引起倒凹区基托的食物嵌塞。此外，基牙和（或）金属顶盖和（或）附着体占据了一定量的龈向和颊舌向空间，削弱了义齿相应部位的强度，因此基托位于基牙舌侧的部分可设计为铸造式金属板，不仅能增加义齿的强度，且不干扰唇颊舌肌的运动。

覆盖式全口义齿蜡型试戴时，所有评估和检查的要求均与常规全口义齿相同。将制作完成的覆盖式全口义齿按照常规方法和要求进行初戴，缓冲基托边缘过度伸展的部分，调磨正中𬌗及非正中𬌗直至达到平衡𬌗。

（六）安放附着体和覆盖式全口义齿的完成

只有在义齿蜡型试戴合适后，才能准确评估能为附着体提供的空间大小，才能选定并安放合适的附着体。不能因为附着体的大小和位置而影响全口义齿的外形，妨碍唇颊舌肌的生理运动。

一些覆盖式全口义齿是在工作模型上制作完成的，可直接戴入口内。某些情况，技师制作的义齿没有安放附着体，需要医生在临床中将阴性部件（永磁体，有时为阳性部件）固定于义齿的组织面。操作步骤如下：①将阴性部件（永磁体，有时为阳性部件）安放至口内的附着体部件上，并在基托组织面上预备容纳阴性部件的空间。②用印模膏、红蜡、橡皮圈等材料填塞基牙和附着体部件周围的倒凹，有时需要固定阴性部件。③将义齿戴入口内并检查是否就位完全，若未完全就位，可适当调磨义齿组织面的窝洞，并在该窝洞处磨出一个穿透𬌗面的排溢孔。④调拌自凝树脂，放入义齿组织面的窝洞内，立即将义齿在口内就位，去除排溢孔排出的多余树脂，保持义齿位置稳定直至自凝树脂完全固化，然后取出义齿，则附着体的阴性部件（或阳性部件）即固定在义齿组织面与覆盖基牙相对应的部位，最后修整并抛光完成（图10-8）。

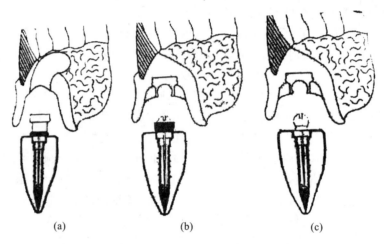

图 10-8　放置附着体阴性部件
(a)将阴性部件固位在附着体上，并在组织面预备容纳阴性部件的空间；
(b)填塞附着体球颈部倒凹，将阴性部件压入球上，在基托组织面放入少量自凝树脂，戴入口内；
(c)自凝树脂固化后，取下义齿修整、抛光

课堂互动

以小组为单位讨论"把根留住"的意义。教师点评、评分。通过上述互动使学生认识覆盖基牙对覆盖式全口义齿的重要意义。

第二节　即刻全口义齿

即刻全口义齿是指患者余留天然牙尚未拔除前，预先做好义齿，待患者天然牙拔除后立即戴入的义齿，又称为预成义齿或立刻义齿，属于过渡性修复，是在患者拔牙创愈合期短期内使用的义齿。

一、即刻全口义齿的适应证与禁忌证

（1）即刻全口义齿适用于不能保留的前牙或患者上下颌剩余任何数目牙齿的病例。特别适用于对美观、发音要求高的教师、演员等职业的患者。

（2）即刻全口义齿适用于全身及局部健康状况良好，可以一次性耐受拔牙较多的青年或中年患者。

（3）对于罹患心血管疾病、血液疾病、糖尿病、结核病等慢性疾病的患者，因患者代谢不正常，机体抵抗力差，术后创口不易愈合，不能耐受拔除较多的牙和手术，不适合进行即刻全口义齿修复。

（4）局部存在畸形感染如急性根尖周炎、牙槽脓肿、急性牙周炎等，不宜采用即刻全口义齿修复。

二、即刻全口义齿的特点

（一）即刻全口义齿的优点

（1）患者在拔除天然牙后，即刻戴入义齿，可以保持其面部外形、咀嚼及言语功能，不影响患者的社交和工作，不仅避免了患者缺牙的痛苦，更为重要的是可以在患者口颌面肌肉、颊舌软组织以及颞下颌关节尚未发生改变的情况下，立即戴入全口义齿。因而，患者能很快适应和使用全口义齿。

（2）容易获得正确的颌位关系。因制作即刻全口义齿前患者口腔内尚余留部分天然牙，保持着原有的咬合关系和颌间距离，与此同时，颌面部的肌肉张力和颞下颌关节也尚未发生改变，因而比较容易确定正确的颌位关系。

（3）即刻全口义齿为拔牙后立即戴入义齿，义齿戴入后对拔牙创施加压力，可有利于创口止血，同时还具有保护创口，使其不受食物等刺激而引起创口感染，减轻患者疼痛，并加速创口愈合。

（4）即刻全口义齿的使用可以减缓牙槽嵴的吸收。因拔牙后即刻戴入义齿，可即时恢复生理性的功能性刺激，保护牙槽嵴健康，防止发生失用性萎缩。

（5）因患者口内尚存在余留的天然牙，可作为人工牙大小、颜色、形态选择的重要参考；也可以根据天然牙的位置、牙弓的形状排列人工牙，更好地恢复患者原有面部外形。

（二）即刻全口义齿的缺点

（1）即刻全口义齿戴入后，需进行较长时间的观察和必要的处理。这是因为义齿戴入初期，牙槽嵴吸收速度快，义齿和牙槽嵴之间出现间隙，出现义齿翘动、食物滞留，必须进行重衬处理。否则，将进一步加剧牙槽嵴的吸收，使支持组织受损，甚至造成义齿的折裂。

（2）由于需要一次性拔除较多的天然牙，并且需同时进行牙槽嵴修整，且拔牙、手术及戴牙在同一次就诊中完成，因此需要较长的治疗时间。对于年龄较大或身体健康条件不理想的患者，必须慎重考虑是否适宜此种修复方法。

课堂互动

以小组为单位讨论即刻全口义齿的优势，并通过查阅相关资料横向比较与即刻全口种植义齿的区别与联系。教师点评、评分。通过上述互动使学生认识即刻全口义齿的优缺点，并选择合适的病例。

Note

第三节　单颌全口义齿

　　单颌全口义齿是指上颌或下颌为牙列缺失,对颌为自然牙列或牙列缺损已采用可摘局部义齿、固定义齿或种植义齿修复,患者需要镶配上颌全口义齿或下颌全口义齿。单颌全口义齿修复的制作要求和程序与全口义齿基本一致,但其受对颌天然牙列影响很大,平衡𬌗的建立也十分困难。在临床上修改的次数较多,常有固位欠佳或牙槽嵴压痛等。单颌全口义齿修复应注意以下几个方面的问题。

一、单颌全口义齿的修复要求

　　单颌全口义齿除了要符合全口义齿的修复要求外,还要充分考虑对颌天然牙的影响,修复要求主要包括以下几点。

　　(1)调整和改善对颌牙列的𬌗曲线。单颌牙列缺失,不管对颌有无牙列缺损,余留牙中往往有过高位或过低位者。前者应降低,后者应升高,使整个牙列有适当的𬌗曲线,单颌全口义齿具有良好的前伸和侧方平衡𬌗。过高者可以调磨𬌗面使之降低,如果伸长过多,可先进行牙髓治疗后,再磨短,并注意保持𬌗面的尖窝形态。当高度过低者,可以采用全冠、高嵌体冠或𬌗垫的方式使之增高。对颌为固定义齿,当出现过高或过低者,应拆除固定义齿,然后仍按上述原则进行修复。

　　(2)人工牙排列,要着重考虑单颌全口义齿的固位与稳定。上下前牙的覆𬌗和覆盖影响单颌全口义齿的固位,因此单颌全口义齿前牙排列时要排成浅覆𬌗,必要时可加大覆盖。但上颌牙列缺失后,牙弓相对窄小,因此前牙不能过度唇倾,切忌覆𬌗过深,必要时可排对刃𬌗或反𬌗,排除前伸和侧方运动中的障碍。上颌后牙排列不得过分偏颊侧,必要时可排反𬌗。

　　(3)降低𬌗力,尽量扩大基托面积,人工牙可采用减径、减数、增加排溢沟等方法。

　　(4)基托需采取增加强度的措施。

二、单颌全口义齿的修复特点

　　(1)无牙颌的颌弓变化与对颌牙弓不协调。无牙颌的颌弓显得窄小,这是因为缺牙后牙槽嵴吸收,表现为上颌前部窄小,下颌前部后缩,而其后部变宽。这给义齿的咬合设计和人工牙排列带来困难。

　　(2)天然牙列的𬌗曲线很少符合全口义齿平衡𬌗的要求。这里的𬌗曲线指的是补偿曲线及横𬌗曲线。因为天然牙列多数不具备前伸和侧方平衡𬌗,可能存在某种程度的深覆𬌗、高位牙、低位牙、倾斜高位牙、错位牙以及切缘和𬌗面严重磨损等,有时还可见到异常的𬌗曲线。一旦单颌牙列缺失,作为对颌的天然牙如果存在上述不利于全口义齿固位的条件,虽然可以通过调𬌗的准备工作改善,但调𬌗是有限的,这对单颌全口义齿将产生不利影响。另外,单颌全口义齿排列时,在一定程度上受到对颌自然牙列的影响,尤其是在功能运动中,单颌全口义齿需要与自然牙列相适应,尽量避免单颌全口义齿因受撞动而脱位。

　　(3)天然牙和无牙颌的负荷能力相差较大。阿部晴彦测得天然牙和无牙颌的𬌗力耐受值约为6:1,因而单颌全口义齿患者更易出现咬合疼痛,也易发生义齿折裂。

（4）患者保留对颌牙列容易保持原有咀嚼习惯。如有的患者有喜爱较硬的食物或大嚼快咽的习惯，这些习惯都不利于单颌全口义齿的固位、稳定。

（5）下颌牙列缺失者，牙槽嵴常常低而窄，面积小，承受的𬌗力有限。尤其当上颌为天然牙时，下颌因承受的𬌗力较大会出现疼痛症状。可以采取人工牙减数、减径的方法减小𬌗力，防止疼痛症状的出现。

课堂互动

分组讨论单颌全口义齿修复要点，并通过课前的资料查阅，阐述上下颌单颌全口义齿修复的设计要点。教师点评、评分。通过上述互动使学生认识单颌全口义齿的修复要点。

第四节　种植覆盖全口义齿

近年来，随着材料科学的发展和口腔修复工艺水平的提高，人们不仅设计了各种形式的附着体以增强覆盖义齿的固位和稳定，而且覆盖义齿概念本身的内涵也进一步扩大。早在1985年，欧洲就开始使用种植覆盖义齿的概念，即在上下颌放置2～4个种植体来改善全口义齿的支持和固位，种植覆盖全口义齿与牙支持式全口义齿相比，种植体无发生龋病、牙周病、根尖周病的可能。尽管种植体缺乏牙周膜本体感受器的反馈作用，但研究表明肌组织、软组织、颞下颌关节感受器能够给种植体提供适当的反馈信息；同时在最大咬合力的测试中，自然牙根支持和种植体支持的覆盖义齿最大咬合力基本相同。

种植义齿是由种植体及其支持的上部结构组成的修复体，它是用金属等人工材料制成人工牙根，以手术方式植入缺牙区颌骨内，经过一段时间，人工牙根就会与周围骨组织发生骨性结合；然后利用该人工牙根作为支持，在其上通过一些特殊的连接装置与义齿连接，使义齿获得固位和支持。植入颌骨内的人工牙根称为种植体，又称为下部结构；其上的连接装置及义齿部分称为上部结构。

全颌种植义齿是在无牙颌的上颌或下颌的几个位置植入种植体，其上再制作义齿，包括全颌固定式种植义齿和全颌覆盖式种植义齿。

全颌固定式种植义齿是借助粘固剂或固定装置将上部结构固定于种植体的基台上的全颌种植义齿，义齿戴入后，患者不能自行取下。

全颌覆盖式种植义齿由植入颌骨内的种植体提供固位和支持，其上部结构覆盖在基台和黏膜上，通过附着体与基台相连接，其上部结构的支持和固位由种植体独立承担或种植体与基托下组织共同承担，患者可自行摘戴，易于清洁，而且制作相对简单，价格合理。本节主要介绍此种修复体。

一、组成及辅助构件

种植义齿由种植体和上部结构组成。

Note

目前,常规应用于临床的种植体为骨内根形种植体。随着牙种植系统设计的不断改进,种植体逐渐分化出许多辅助构件,其构件包括基台、覆盖螺丝、愈合帽、转移杆、卫生帽、替代体等(图 10-9)。

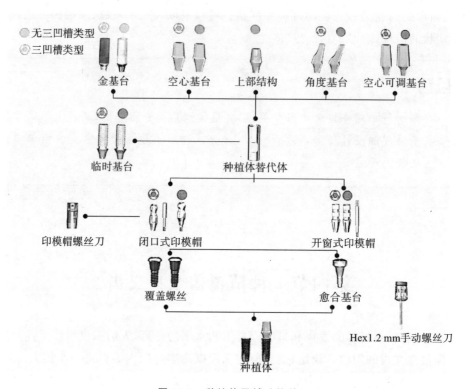

图 10-9　种植体及辅助构件

1. 种植体　种植体是种植义齿植入骨组织内替代天然牙根的部分,可与周围骨组织发生骨性结合,具有固位、支持和传导分散殆力的作用。主要以具有良好的生物相容性的钛金属材料为主,如钛合金、纯钛;在结构上,骨内根形种植体的基本组成有颈部、体部和根部。

2. 基台　基台是安装在种植体上并穿过牙龈暴露于口腔中的连接上部修复体的结构,也称穿黏膜基台。基台通过其下端的内连接或外连接固定于种植体上,以获得固位、抗旋转和定位的能力。按照基台与上部结构的连接方式,基台可分为螺丝固位基台、粘接固位基台和附着体基台等。

3. 覆盖螺丝　也称封闭螺丝,是暂时封闭种植体基台的结构,具有在种植体愈合过程中防止骨和软组织进入基台连接区的作用,待二次手术时取出。

4. 愈合帽　又称愈合基台、愈合螺丝、牙龈成形器,在非潜入式种植或潜入式种植二期手术时旋入种植体内,临时占据基台的位置,引导种植体周围软组织的愈合,待软组织愈合并形成种植体周围软组织封闭后,将其取出,即可旋入基台进行上部结构的修复。

5. 转移杆　又称为取模柱、印模帽、转移帽,将口腔中种植体和(或)基台位置、方向结构转移到工作模型上。转移杆分为种植体转移杆和基台转移杆。

6. 卫生帽　也称基台保护帽,在粘接固位基台后、戴上最终修复体前,用于保护基台,防止食物残渣等附着在基台上,并维持种植体周围软组织的形态。

7. 替代体　替代体是在石膏模型中替代种植体或基台的部件,可以复制种植体或基台的位置和方向,并在其上制作修复体,分为种植体替代体和基台替代体。

二、全颌覆盖式种植义齿

（一）上部结构与基台的连接形式

全颌覆盖式种植义齿其种植体的上部结构与基台主要是通过附着体形成连接，附着体由两部分组成，一部分连接于种植体上，为阳性部件；另一部分位于义齿的组织面，为阴性部件。当两部分相互配合时，即可为覆盖义齿提供固位力。连接的形式主要有杆卡式连接、按扣式连接、磁性连接、套筒冠式连接。

1. 杆卡式连接 杆卡式连接是由金属杆将两个或两个以上的种植体基台连接在一起作为附着体的阳性结构，可与位于覆盖义齿基托组织面内的卡式阴性结构配合使用，通过杆卡之间的摩擦力和机械力为覆盖义齿提供固位力，根据杆的横截面形态可以分为圆杆、卵圆形杆和矩形杆。一般认为，前两种杆可以获得较为满意的效果，后一种杆有类似于导平面的作用，虽然可增加上部结构的固位力和提高稳定性，防止其旋转，但也增加了种植体的扭矩。

杆卡式连接有良好的固位、支持、稳定作用，生物相容性较好，是临床应用最为广泛的一种形式（图 10-10）。

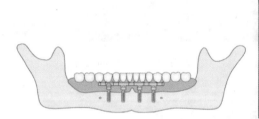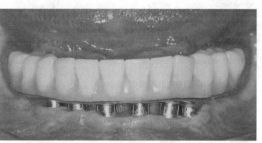

图 10-10 杆卡式连接

2. 按扣式连接

（1）Locator 连接：Locator 基台是最近几年新出现的弹性半精密覆盖式种植义齿附着体，类似于天然牙覆盖义齿中的太极扣，由覆盖义齿基托内的高密度尼龙阳性部件和种植体上部阴性部件组成，体积小巧，易于更换（图 10-11）。附着体的阴性部件和阳性部件之间为弹性接触，在咀嚼运动中允许固定部分与附着体部分之间有一定水平方向和垂直方向的运动，适用于种植体和黏膜共同支持或以黏膜支持为主的覆盖式种植义齿。

优点：自对准特性，可轻松实现义齿的定位；可以利用不同的 Locator 更换凸模来选择最佳固位强度的设计；可节省颌间距离，同时也可以大大降低义齿基托折断的可能性；可以调节两个种植体之间高达 40°的偏差。

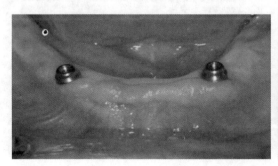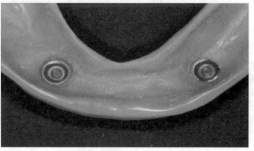

图 10-11 Locator® (ZEST anchor) attachment 按扣附着体

Note

（2）球形连接：球形连接由固定在种植体上球形固位体、安装在义齿组织面的金属帽和帽内的固位环三部分组成。义齿就位时，球形固位体穿过固位环，通过球与固位环的卡抱作用而获得机械固位（图10-12至图10-18）。

主要适用于：①种植体基台间的距离大，用杆卡式连接影响舌的活动者；②颌弓上的种植体呈斜线安置，杆卡式连接不能平行于下颌铰链轴者；③牙槽嵴的前段呈尖形，不适宜采用杆卡式连接者；④保持口腔卫生困难者；⑤不能承担其他类型附着体费用者。

优点：当两侧后段牙弓平行，负荷相近时，上部结构可沿矢状轴转动，有利于应力的分布；当两侧牙弓不平行，应力集中时，则球的颈部成为薄弱环节首先折断，对下部种植体起到了保护作用。

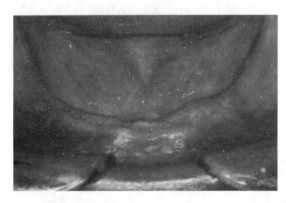

图 10-12 术前口内观

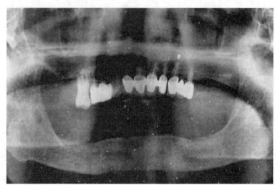

图 10-13 术前全景片

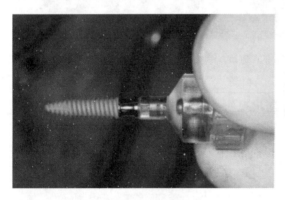

图 10-14 植入一段式种植体（登腾 Slimline）

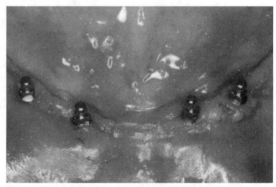

图 10-15 种植术后口内观

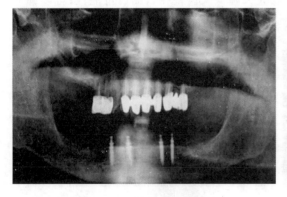

图 10-16 种植术后全景片

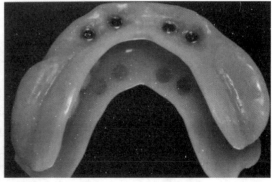

图 10-17 制作完成修复体

Note

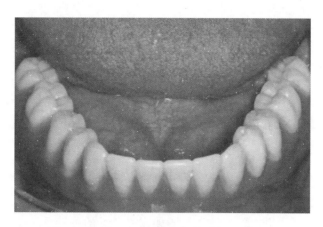

图 10-18　义齿戴入口内

3. 磁性连接　利用软磁合金制成的衔铁嵌入种植体的基台内或粘接在基台的顶端,在相应的基托组织面内埋入永磁体,利用磁力增加覆盖义齿的固位(图 10-19、图 10-20)。磁性附着体是一个非刚性的固位装置,可以有水平方向的移动。当义齿受到侧向力作用时,可以缓解施加于种植体上的侧向力。一般根据固位的需要在同一颌弓内设计 2~3 个种植磁性附着体。磁性附着体具有结构简单、操作便捷、价格经济、固位力长久的特点。常用于黏膜较厚、牙槽嵴低平或不方便取戴的下颌无牙颌患者。

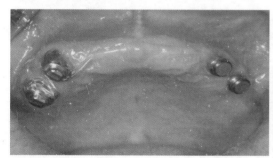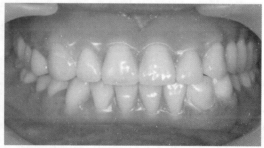

图 10-19　全口种植磁性附着体

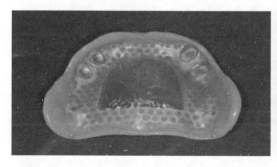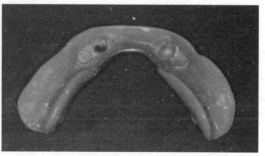

图 10-20　全口种植磁性附着体组织面观

4. 套筒冠式连接　套筒冠附着体由内、外两层冠组成,基本结构是内层冠粘固在种植基台上,外层冠固定在义齿基托相应组织面内,义齿就位时,外层冠套叠在内冠上,内外冠紧密贴合,通过摩擦力固位。主要适用于:种植体数目少,骨支持力不足,基台有轻微倾斜或基台间距小的病例。优点:与杆卡式连接相比,容易自洁;体积小,有利于舌的运动;无下颌功能运动时的弹性形变;金属支架小,有利于人工牙的排列。

Note

（二）适应证和优缺点

全颌覆盖式种植义齿已经成为无牙颌患者修复时常用的修复方式之一，适用于绝大多数无牙颌患者，其常见的适应证如下。

（1）缺牙时间久，无牙颌牙槽骨吸收严重，传统全口义齿无法固位和稳定者。

（2）缺牙时间久，无牙颌牙槽骨吸收严重，颌弓条件不能支持多个种植体植入，只能植入少量的种植体者。

（3）缺牙时间久，无牙颌牙槽骨吸收严重，上下颌颌间关系不协调，需要通过全颌覆盖式种植义齿调整颌间关系者。

（4）缺牙时间久，无牙颌牙槽骨吸收严重，采用全颌固定式种植义齿修复难以恢复美观及发音，需要通过全颌覆盖式种植义齿的基托来支持口腔软组织者。

（5）患者全身健康状况和（或）经济条件不能耐受负载的种植手术及高额的修复费用者。

（6）不能满足全颌固定式种植义齿修复后期清洁和维护者。

全颌覆盖式种植义齿的优点如下。

（1）可根据口腔解剖条件，灵活地选择种植体植入的部位和数量。

（2）相对于传统的全口义齿，全颌覆盖式种植义齿可以提供相对理想的固位。

（3）全颌覆盖式种植义齿相对减少了修复体基托的面积，提高了患者的舒适度。

（4）与全颌固定式种植义齿相比，唇侧基托可以为口腔软组织提供良好的支撑和美学效果。

（5）研究表明，种植体附近牙槽骨吸收会减少。

（6）与天然牙覆盖义齿相比，全颌覆盖式种植义齿不会出现覆盖基牙牙体、牙髓及牙周问题。

（7）全颌覆盖式种植义齿易于患者摘戴和进行清洁维护。

（8）相对于全颌固定式种植义齿，费用较低。

全颌覆盖式种植义齿的缺点如下。

（1）义齿需要经常取戴，使用不便。

（2）全颌覆盖式种植义齿的附着体在使用过程中可发生磨损，导致固位力下降，需要定期维护和更换。

（三）全颌覆盖式种植义齿的设计原则

全颌覆盖式种植义齿的设计直接关系到种植义齿修复的成败。

1. 支持方式　全颌覆盖式种植义齿的支持方式是由骨质条件、种植体数目、种植体的长度及种植体直径决定的。一般而言，当植入 2 个种植体时，全颌覆盖式种植义齿以基托下组织支持为主，种植体主要起到固位和辅助支持的作用；当植入 3～4 个种植体时，全颌覆盖式种植义齿则由种植体和基托下组织共同支持；当植入 4～6 个种植体时，则以种植体支持为主。若植入部位的骨质较为致密，种植体数目较多，种植体长度较长，种植体分布均匀，则其支持作用越大。

2. 附着体设计

（1）所有附着体的阳性部件和阴性部件应接触均匀，避免产生应力集中。

（2）附着体的阳性部件应彼此平行，保证义齿戴入时有共同就位道。

（3）附着体的阳性部件的顶端应处于同一水平，并预留一定的缓冲间隙，以利于基托下沉后应力分散，避免种植体产生应力集中及扭力。

3. 基托设计　由于种植体的存在大大改善了传统总义齿的固位、支持和稳定，故全颌覆盖式种植义齿可以减小基托面积。一般应根据植入种植体的数目、位置以及对颌牙列的情况设计义齿的基托。上颌可设计为无腭顶盖基托,在保证唇颊部丰满的情况下颊侧基托的边缘可不用延伸至磨牙转折线处。下颌基托后缘应延伸至磨牙后垫区,颊侧基托应延伸至黏膜转折线处,注意避让系带。基托组织面应与黏膜紧密贴合,以保证功能活动时可与基台共同承担咬合力。位于基托隐形部件附近的基托组织面的厚度通常较薄,可设计金属加强网以增加强度。

4. 人工牙排列

(1)人工牙排列时应充分考虑到咬合力传递的方向和应力的分布情况,尽量使咬合力沿着种植体长轴方向传递。原则上,人工牙应排列在中性区,人工牙的弓形应与颌弓形态及基台位置相互协调,如若不能与弓形一致,应首先按照种植义齿的要求排牙。

(2)咬合关系良好,下颌运动中无𬌗干扰。

(3)前牙排列应尽量减少与种植基台之间的水平距离,后牙排列应尽量排在种植基台上。

(4)选择能有效缓冲𬌗力的人工牙,以保护种植体,同时也有助于保护基托下口腔余留组织。

(5)种植体的上部结构外形不仅要兼顾咀嚼、美观、发音的要求,还要符合口腔软组织的生理要求,对口腔软组织起到生理性刺激按摩的作用,并能保证种植体的自洁和清洁。

(四)全颌覆盖式种植义齿的制作

全颌覆盖式种植义齿其下部种植体的植入同常规种植义齿修复。一般待种植二期手术后,切口愈合良好,黏膜无明显异常,即可进行全颌覆盖式种植义齿的上部结构制作,本节以临床应用最多的杆卡式全颌覆盖式种植义齿为例进行讲解。

1. 制取印模

(1)制作个别托盘:使用藻酸盐类印模材料制取初印模,灌注石膏模型。在完成的石膏模型上制作个别托盘,可使用自凝树脂或光固化树脂。注意需要在个别托盘上与种植体相对应的部位开窗,以利于制取印模时安装转移杆(图10-21)。

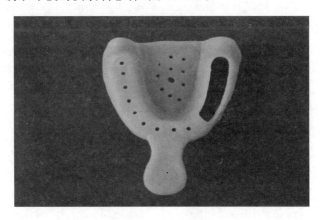

图 10-21 个别托盘

(2)安装转移杆:转移杆是为了将种植体的位置从口内精确地转移到模型上。首先应取下愈合基台,将转移杆准确安装于种植体上。可采用X线确定转移杆是否准确完全就位。当口内存在多个种植体时,为保证种植基台位置准确,可用树脂将多个转移杆中间部分连接在一起,形成一个整体,采用开放式印模。

(3)试戴个别托盘:将已完成的个别托盘置于患者口内,确保转移杆可以从托盘开窗处穿出和取下,取出托盘备用。使用红蜡片覆盖开窗处相对应转移杆的固定螺丝。

(4)制取印模:先在转移杆及固定夹板附近注射流动性好的硅橡胶,然后再将盛满硅橡胶的个别托盘置于口内,稳定托盘后进行肌肉功能整塑。待印模材料凝固后,去除覆盖开窗处的

Note

红蜡片,旋出转移杆的固定螺丝,从口内取出带有转移杆的印模。

2. 工作模型制备

(1) 安放种植体替代体:将种植体替代体与模型内的转移杆对位连接,连接时注意旋入固定螺丝的紧固度一定与转移杆固定于种植体的紧固度一致,并且确保两者对位准确。

(2) 形成人工硅胶牙龈:在种植体替代体周围涂布硅橡胶分离剂,待其干固后,在替代体颈缘附近注射人工硅胶牙龈。

(3) 灌注石膏模型:使用超硬石膏灌注工作模型,待模型硬固后,旋出固定螺丝,取出转移杆,取下托盘,此时种植体替代体埋入石膏模型中。

3. 颌位关系记录与转移

(1) 制作暂基托:模型上有基台存在时,可采用以下方法制作自凝树脂暂基托。①在基台顶部覆盖红蜡片后,完成暂基托的制作。此种操作方法简单易行,可以避免暂基托与基台接触形成支点,但不利之处在于该方法制作的暂基托固位不良,容易在确定颌位关系时移位。②在基台上先连接桥架圈,再制作暂基托,然后卸下桥架圈,在暂基托相当于基台的部位就会留有圆孔,取出暂基托,磨改圆孔。将完成的暂基托在口内试戴时,圆孔嵌入基台的龈上部,防止发生位移,有利于确定准确的颌位关系。

(2) 在暂基托上制作蜡堤、确定颌位关系,上𬌗架等,与常规全口义齿的方法相同。

4. 连接杆的制作

(1) 制作方法:① 选用成品连接杆。根据患者口腔内种植体的数目、位置、距离选择合适长度及类型相宜的杆附着体。也可以根据需要确定杆的长度,将杆和金属圈焊接在工作模型上,形成种植体顶部的杆附着体,采用固定螺丝将附着体支架固定于种植基台上方。此法便捷、易操作。②采用失蜡铸造法制作连接杆:在工作模型上先将成品接圈或塑料接圈固定在种植基台上,然后用蜡将铸造蜡线或塑料棒连接在基台间的接圈上,形成连接杆的熔模。通过包埋、铸造后形成杆附着体,磨光后将其固定在口腔内的种植基台上。失蜡铸造法制作连接杆具有个性化、成本低的优点,但是制作工艺精度要求高,工序复杂。

(2) 注意事项:①连接杆的长度适宜,在种植体之间;②连接杆放置应沿牙槽嵴顶方向,保证义齿在唇颊侧和舌侧均有一定的厚度;③连接杆与牙槽嵴应平行,且保留 2 mm 的间隙;④连接杆设计不能影响人工牙排列以及种植体的均匀受载;⑤连接杆设计应便于患者口腔卫生维护。

5. 制取带连接杆的印模和模型 将杆附着体固定后,在金属杆的下方用软蜡填塞空隙,消除倒凹,采用二次印模法完成全颌印模制取,灌注工作模型。

6. 完成附着体阴性部件及上部结构的制作 附着体阴性部件一般为夹卡形式,夹卡被动就位于连接杆上,然后制作基托、𬌗堤,保证夹卡龈方固位形埋于基托内,然后常规完成全口义齿的上部结构。这种方法可以一次性完成附着体阴性部件的制作并将其固定在组织面内,但制作过程中存在夹卡移位的风险,制作较为复杂。还可以采用"两步走"的方法完成附着体阴性部件及上部结构的制作,具体方法如下:先按常规方法制作完成全口义齿,然后在组织面内安放附着体的阴性部件。首先在基托组织面相应部分磨除足以容纳附着体阴性部件的空间,或者也可以在义齿制作过程中在基托组织面填塞石膏以留出阴性部件的空间。然后将附着体的阴性部件套合在阳性部件连接杆上,调拌自凝树脂置于备好或预留好的基托组织面凹陷内,将义齿放入口腔内就位。为了防止自凝树脂进入阳性部件的倒凹内,可在阴性部件部分包裹一层蜡或橡皮障,待自凝树脂凝固后,取下义齿。此时附着体的阴性部件就固位在与附着体阳性部件相对应的义齿组织面内。

7. 戴牙 戴牙时,先将连接杆固定于种植体上,其固定方式主要有螺丝固位和粘接固位。义齿就位后应无支点,无翘动,义齿组织面与基托下黏膜轻接触。当义齿行使功能时,连接杆与固位夹、基托与黏膜紧密接触,共同承担殆力。基托起到缓冲的作用。同时检查义齿的固位、稳定情况。

8. 制作全口覆盖式种植义齿的注意事项

(1)预留缓冲间隙:基托组织面与基台之间或附着体阴性部件与阳性部件之间因承托区黏膜弹性、厚度、密度不同,应预留 0.3～1 mm 的间隙。

(2)相对理想的咬合力传递方向:使咬合力尽量沿着种植体长轴方向传递。排列的人工牙长轴应与基台长轴方向一致,与咬合线方向一致。

(3)定期复查与重衬:由于牙槽嵴的不断吸收,种植义齿的特殊结构、支架变形和咀嚼习惯的改变等均可造成种植体及黏膜受力的重新分配,种植体骨界面应力集中,导致骨性结合破坏,骨组织吸收,最终导致种植体松动而修复失败。因而,对于全口覆盖式种植义齿应进行定期的复查、维护与重衬,必须保证义齿所受的咬合力由种植体与黏膜共同均匀承担。

三、全颌固定式种植义齿

全颌固定式种植义齿是由多个种植体支持的固定桥,义齿戴入后,患者不能自行摘戴,需由医生定期进行拆卸和清洁维护。

(一)适应证

(1)上下颌颌弓形态、大小协调,位置关系基本正常。

(2)患者牙槽嵴较为丰满,颌间距离小,不需要使用义齿唇侧基托来恢复唇的丰满度。

(3)患者牙槽嵴状况一般,颌间距离大,但在牙槽嵴上关键位点允许单颌植入 4～6 个种植体。

(4)患者全身健康状况良好,可以耐受复杂的种植手术。

(5)患者经济条件允许。

(二)分类

上部修复体与基台或种植体连接的方式主要有螺丝固位、粘接固位或两者联合应用。在临床工作中,根据种植修复体的类别,固定上部结构可以分为单冠、联冠和固定桥,后两者可以设计成一个整体,也可以视情况分为若干段。

知识链接
10-1

第五节 金属基托及金属加强网全口义齿

制作全口义齿的主要材料是甲基丙烯酸甲酯树脂,由于其机械强度不够,临床易发生基托折断的现象,为防止这种情况的发生,全口义齿基托可选用金属材料制作,或在树脂基托内放置金属加强网(图 10-22、图 10-23)。

一、金属基托全口义齿

(一)金属基托全口义齿的概况和特点

金属基托全口义齿是指上颌腭侧或下颌舌侧的大部分基托为金属基托而唇颊侧基托为树脂基托的全口义齿。金属基托与树脂基托相比较,具有以下特点。

(1)金属基托强度大,抗折断性较树脂基托高,因此金属基托厚度较薄,一般厚度为0.5 mm,患者容易适应,异物感小,对发音影响亦小。

(2)金属基托可高度抛光,易清洁,有助于保持口腔卫生。

Note

107

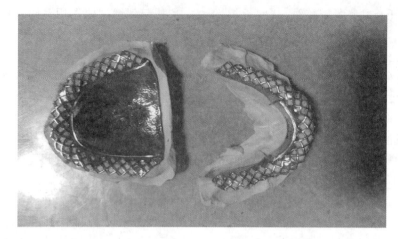

图 10-22　铸造完成的全口义齿的金属基托

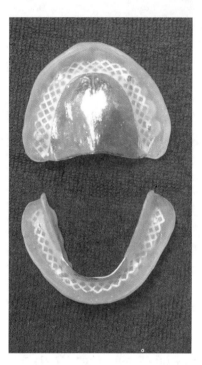 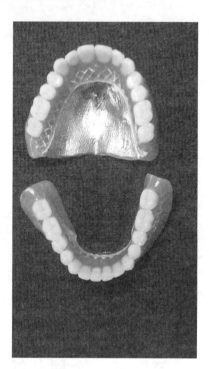

图 10-23　制作完成的金属基托全口义齿

（3）金属基托相对树脂基托不易老化，不易变形，且具有良好的热传导性，患者感觉舒适。

（4）金属基托全口义齿的唇颊侧及人工牙均为树脂，因此不会影响美观。

（5）金属基托与人工牙或树脂基托的连接部分为镶嵌式连接，连接牢固，不会造成脱落或分离。

（6）金属基托是通过熔模精密铸造完成的，制作工艺精密，金属基托与黏膜之间密贴，有利于义齿的固位。

（7）基托组织面为金属材料，一旦不密合，不便重衬，因此要注意制作工艺及边缘封闭区的处理。

（二）金属基托的制作

金属基托是通过熔模精密铸造完成的，其制作一般采用带模铸造法。带模铸造法是将模型复制成耐火材料的铸造用模型，在其上制作熔模，然后将熔模连同模型一起包埋铸造的方法。此种方法可利用耐火材料的膨胀率补偿合金的铸造收缩，避免了脱模铸造时将模型取下包埋而引起的变形,因而铸件精确度较高。

1. 工作模型的处理 修整工作模型,描绘义齿边缘线,填补影响义齿就位的倒凹;在金属基托与树脂连接区用薄蜡片衬垫,一般衬垫蜡片在牙槽嵴顶厚度为 0.5~1 mm,使金属基托与牙槽嵴之间留有空隙,以容纳树脂,使树脂与金属牢固地连接起来,并有利于日后进行缓冲。用蜡刀沿内台阶部位切除多余蜡片,以形成明显的内台阶,蜡衬垫处为树脂与黏膜接触,内台阶处为金属与黏膜接触。

为确保金属基托后缘与黏膜组织紧密接触,保证边缘封闭性,增强固位,防止食物嵌塞,可用锐利的器械在模型相当基托后缘处刻划一深度为 1~1.5 mm 的切迹,沿此切迹向前约 5 mm 的范围内,将石膏模型轻轻刮去一层,越向前刮除越少,使其沿腭黏膜面移行,形成总义齿后堤区。

复制耐火材料模型前,将石膏模型放于 35 ℃温水中浸泡 5~10 分钟,以增加模型的润湿性,其目的如下:①防止干燥的模型在复制时排放其内部的气体,影响复制印模的准确性;②防止模型在复模过程中吸收琼脂印模材料中的水分而造成印模变形;③防止工作模型与复制耐火材料粘连。

2. 翻制琼脂印模

(1) 选择合适的琼脂复制型盒:要求将模型置于复制型盒的中间,四周留有一定空间,以确保琼脂印模的厚度,防止印模变形。如无琼脂复制型盒,也可用普通型盒代替。

(2) 溶解琼脂:将琼脂切碎放入水浴锅内间接加热熔化,搅拌使其均匀,全部熔化后,停止加温,待琼脂温度降至 50~55 ℃即可使用。

(3) 翻印琼脂印模:型盒放于振荡器上,开启振荡器开关,将熔化后的琼脂从一侧徐徐灌注入型盒内直至灌满为止,勿倒入过快,以免产生气泡。

(4) 冷却:琼脂印模材料的冷却方法有两种。一种方法是灌注后室温下冷却 20 分钟,将型盒置于冷水中,水位于型盒的下 1/3;20 分钟后再将整个型盒放于冷水中,约 20 分钟后琼脂完全凝胶化后取出,获得琼脂印模。另一种方法是当室温较低时,可将型盒放于室温中自然冷却,约 1 小时完全凝胶化。

(5) 完成:待琼脂完全冷却后取出石膏工作模型,完成琼脂印模的复制。翻制印模除使用琼脂外,还可使用硅橡胶材料,但价格较贵。

3. 灌注耐火材料模型 灌注耐火材料模型的目的是获得能在其上制作蜡型并能在高温下带模型铸造的工作模型。耐火材料主要采用的是磷酸盐模型材料。按厂家提供的粉水比例调拌磷酸盐模型材料。注意按同一方向调拌均匀,调拌在 30~60 秒内完成。开启振荡器,在流动状态下迅速灌入琼脂印模,注意排尽气泡。灌注约 1 小时后,待耐火材料完全凝固,用小刀轻轻切开琼脂印模。分离出模型,修整模型边缘,自然干燥或在低温箱内烘干,然后放置在 120 ℃的蜂蜡中浸泡半分钟取出,可提高耐火材料模型的强度,并使其表面光滑;也可将模型取出后立即涂布专用的强化剂。

4. 制作熔模 用铅笔将工作模型上的基托边缘线和网状连接体线复画在耐火材料模型上。全口义齿熔模多采用成品熔模件成形法,既省时,外观整齐,厚薄均匀,制作出的熔模又比较规范。对需要连接的部位采用滴蜡法使之合成一体。制作过程中,尤其注意内外两个台阶的处理;内台阶应略远离牙槽嵴方向;外台阶应略偏牙槽嵴方向,内外台阶在水平方向上稍错开,以保证包埋网状连接体的树脂在交界处有一定的厚度和强度。

用热蜡刀滴蜡于内台阶处及舌腭基托外形线沟内,逐级移行。

取大小适宜的网状蜡压贴于牙槽嵴上,用蜡刀切除唇颊侧多余的蜡网,内侧在滴蜡形成的内台阶移行处切除多余蜡网。

用热蜡刀滴蜡,将内台阶向牙槽嵴延伸 1.5~2 mm 的蜡网眼填平,形成加强带。

Note

取皱纹蜡或光面蜡片烘干,用手指压蜡使之与上颌模型的上颚、下颌模型的舌侧贴合,用蜡刀沿着模型刻画线切除多余部分。用蜡刀在与成品网相接的内台阶外0.5 mm处切除多余的蜡片。

取长度适宜、直径为 0.7~1 mm 的圆蜡线,经弯曲压贴于皱纹蜡与加强带相接处,用热蜡刀滴蜡将其与腭舌板处相衔接形成外台阶。

检查整个熔模连接处是否熔接完好,修饰表面。

5. 安放铸道 全口义齿基托熔模铸道可选择扇形的形式,安插方法采用垂直插法或侧插法。扇形铸道即铸道与熔模相衔接的部分呈扇形。

垂直插法即铸道安插在熔模的后方,与熔模呈垂直的关系。

侧插法即在熔模的侧方设置铸道,然后形成"S"形转弯,接于铸道口。

6. 熔模包埋、烘烤、铸造、喷砂、打磨、抛光与局部可摘义齿支架相同 金属基托全口义齿完成后,在口内试戴,检查其与黏膜的密贴情况。

二、金属加强网全口义齿

金属加强网全口义齿即指将网状支架埋入树脂基托内的全口义齿。此种形式的全口义齿是利用金属加强网形成基托、人工牙的链接骨架,可提高全口义齿基托的机械强度。

(一) 放置加强网的要求

(1)网状支架应符合加强材料放置的位置,即在树脂基托内偏组织面的一侧,离黏膜有0.5 mm的空隙,使树脂的衔接呈镶嵌式。

(2)网状支架应越过牙槽嵴顶,以提高受力区的强度。

(3)网状支架不可进入倒凹区,离开缓冲部位一定距离,以不影响基托的就位及缓冲。

(二) 加强网的类型

(1)成品加强网:可根据需要选择预成品,一般有各种型号。特点是易成形,质轻,不易变形。

(2)铸造网状支架:根据模型的需要制作网状蜡熔模,通过包埋铸造而成,具有较高的机械强度并易与个体适应。

> **课堂互动**
>
> 以学习小组为单位,推选代表阐述金属基托全口义齿的制作与局部可摘义齿支架制作的区别与联系。教师点评、评分。通过上述互动使学生认识金属基托及金属加强网全口义齿的制作要点与意义。

第六节　CAD/CAM 全口义齿

一、CAD/CAM 的概念和原理

CAD/CAM 是计算机辅助设计(computer aided design,CAD)和计算机辅助制作

(computer aided manufacture,CAM)的简称,它是将光电技术、微机信息处理及数控加工技术结合起来,用于制作人工冠、桥、可摘义齿、全口义齿的一门新兴的口腔修复工艺技术。

牙科 CAD/CAM 的发展就起始于能够在口内取像的数字印模。1971 年法国的 Duret 医生采用光学印模的方法获取基牙的数字模型并用于加工牙冠,基于此创立了 Sopha 系统。1983 年第一台用 CAD/CAM 系统制作修复体的样机在法国问世。随后,计算机技术的迅猛发展,光电技术的快速发展,大大促进了 CAD/CAM 技术的进步及其在口腔领域的应用,目前已渗透口腔医疗的各个方面,包括嵌体、贴面、固定桥、支架及全口义齿。

现在,伴随着牙科 CAD/CAM 系统的逐步发展,口内直接扫描的数字取像设备越来越受到牙医的青睐。这类设备不需要在患者口内采制传统印模,因此舒适度大大提升;CAD/CAM 更大的优势在于能够在非常短的时间内完成预期的治疗。其可以将传统加工方式中需要精细控制厚度的蜡型制作过程简化成简单的几下鼠标点击,可以将烦琐的加铸道、包埋、铸造、喷砂、切铸道、打磨的一系列过程转化成切削仪的切削,或者再增加一定时间的烧结(氧化锆材料)。该技术受到了口腔医学界和患者的欢迎和关注。

二、CAD/CAM 制作全口义齿操作流程

1. 用 CT 扫描修改后的义齿 扫描修改后的上下颌义齿或已储存颌位关系记录的印模。

2. 扫描患者容貌 义齿形态对患者容貌影响巨大。通过扫描患者容貌,不仅能模拟容貌,还能在计算机上确认义齿的造型。通过扫描患者面部,获得面部数据,合成三维数据,获得患者的模拟容貌。

3. 使用 CAD 软件设计义齿造型

(1)取出组织面以外的义齿部分:采用 CAD 软件,去除人工牙,仅保留基托。

(2)排列人工牙:预先用 CT 扫描成品人工牙,再用 CAD 软件排列人工牙。所有的人工牙都可以用于扫描和数据信息的储存。使用频率较高的人工牙可以预先导入软件,分好前后牙,以理想的咬合关系预先组合并储存,可以节省排牙所需要的时间。

(3)基托磨光面的成形:使用软件设计基托磨光面形态,完成基托形态设计。

4. 模拟容貌 将患者容貌数据与义齿数据重合,随后,通过软件改变唇部丰满度及殆垂直距离,模拟患者容貌。这一过程可以与患者共同完成,直至患者满意。

5. 快速成型技术制作试戴义齿 利用数据和快速成型技术制作义齿。原理是通过光造型打印,由光固化树脂演变为基托,再把人工牙嵌入基托,完成试戴义齿。还可以采用切削蜡块的方式,制作试戴义齿。试戴义齿可以在临床试戴时调整人工牙的排列。与传统全口义齿相比,CAD/CAM 技术制作试戴义齿的最大好处是可以为同一患者制作多个不同形状的试戴义齿,供患者和医生选择。

6. 数控机床切削基托 在数控机床上导入基托数据后,在理想条件下加热聚合的树脂铣出基托。

7. 粘接人工牙 用自凝树脂把人工牙粘接在铣出的基托上,完成 CAD/CAM 全口义齿。

三、CAD/CAM 制作全口义齿的特点

(1)消除操作者的个人能力差异,义齿质量更加稳定。

(2)可以为同一患者制作数个不同形状的试戴义齿,患者选择空间大。

(3)口腔技师可以借助模拟出的患者容貌,在计算机上模拟试戴义齿,修复效果更理想,且模拟义齿戴入后容貌可以由患者参与决定。

(4)口腔扫描和计算机模拟减少了患者复诊次数和就诊时间,患者可以在较短的时间得到较为理想的义齿。

知识链接
10-2

Note

（5）数字化加工制作，使得义齿精度更高，简化了义齿加工工艺，提高了生产效率。

小　结

　　本章系统介绍了全口义齿的其他修复方式，包括使用天然牙为基牙的覆盖式全口义齿修复的特点及简要制作流程；即刻全口义齿主要作为过渡性修复，适用于对美容及发音要求高的患者，要求拔牙后即刻修复；单颌全口义齿受对颌牙的影响，在制作中需格外注意；在牙槽嵴或颌骨条件不理想的无牙颌，传统义齿无法取得满意的固位和稳定时，采用全口种植义齿修复可以有效地解决这些问题。根据患者的情况和各种类型附着体的特点，应灵活选择修复方式和上部结构的连接方式；金属基托及金属加强网全口义齿可增加义齿强度，有效防止基托折裂，减小基托厚度，增加义齿舒适度；CAD/CAM 是近年来发展迅速的新的修复技术，带来了口腔修复工艺的巨大变革，将成为未来义齿修复的主要工艺技术。

目 标 检 测

1. 覆盖式全口义齿与常规全口义齿有什么区别？
2. 即刻全口义齿的特点及适应证是什么？
3. 单颌全口义齿与常规全口义齿的区别与联系是什么？其修复要点是什么？
4. 全颌种植义齿的类型有哪些？有什么特点？
5. 试比较全颌覆盖式义齿与全颌覆盖式种植义齿的区别与联系。

（甘肃卫生职业学院　郭艳玲）

目标检测答案

Note

实 训 指 导

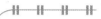

实训一　无牙颌印模制取与模型灌注

【实训内容】

（1）复习与全口义齿修复有关的无牙颌解剖标志。

（2）示教无牙颌印模制取的方法和模型灌注。

（3）学生按照示教过程在仿头模型上完成印模制取。

（4）无牙颌印模的模型灌注。

【技能目标】

（1）能够识别无牙颌的解剖标志。

（2）能够正确地选择托盘。

（3）知道无牙颌功能性印模的特点及印模合格的标准。

（4）了解印模膏的使用方法。

（5）学会印模的围模灌注法。

【实训器材】

一次性口腔检查盘、无牙颌托盘、石膏调刀、橡皮碗、酒精灯、雕刻刀、印模修整刀、振荡器、消毒纱布、无牙颌仿头模型、印模膏、红蜡片、蜡线条（直径5 mm）、铅笔、藻酸盐印模材料、模型石膏等。

【步骤和方法】

1．示教　制取无牙颌印模。

（1）调整椅位：选择无牙颌患者，调节椅位至合适位置。

（2）口腔检查：观察患者牙槽嵴的丰满度，黏膜的厚度、弹性等。重点认识与全口义齿修复有关的解剖标志。包括：上唇、颊系带的附着，颧突区，上颌结节，翼上颌切迹，切牙乳突，腭皱襞，上颌硬区，腭小凹，颤动线；下颌唇、颊、舌系带的附着，颊侧翼缘区，远中颊角区，磨牙后垫，下颌舌骨嵴，下颌隆突，舌下腺区，舌侧翼缘区。

（3）选择托盘：根据患者颌弓的大小选择托盘，托盘宽度应比牙槽嵴颊舌侧宽2～3 mm，托盘边缘应离开黏膜皱襞约2 mm，在系带区应有切迹。托盘的长度，上颌应盖过两侧翼上颌切迹及颤动线后4 mm，下颌应盖过磨牙后垫。若选择不到合适的托盘，可用红蜡片添加托盘边缘至符合要求。

（4）制取印模。

①用印模膏制取初印模：按要求选择合适的成品托盘，取适量的印模膏用纱布包裹，在热水中软化后置于托盘内并用手指轻压印模膏表面，使之与托盘的形状相吻合，然后迅速放入患者口内。在印模膏的可塑期内进行初步的肌功能修整，待印模膏初步成形后，从口内取出。检

Note

查印模,去掉其多余部分,添加不足部分后再放回口内检查。直至印模符合要求则可从口内取出,硬固后将其组织面及边缘用印模修整刀均匀地刮去 2 mm。注意:需缓冲的部位应多刮去一些。最后去除印模上的组织倒凹,用印模膏制成的个别托盘即制作完成。

②制取二次印模:调拌二次印模材料(藻酸盐印模材料、硅橡胶等)置于个别托盘上,旋转放入患者口内取第二次印模。在印模材料凝固前,叮嘱患者做嘬唇、噘嘴、舌前伸等动作以完成主动肌功能修整。也可由医生按肌肉活动的方向,轻牵唇颊部肌肉做被动肌功能修整,以获得准确的无牙颌功能性印模。印模取出后,检查是否完整清晰,边缘伸展是否合适,系带切迹是否适度,二次印模与个别托盘有无分离。然后,以清水洗净,棉球擦干待灌注模型。

(5)灌注模型:义齿的工作模型要求有适当的厚度和宽度,以保证模型强度。同时无牙颌模型还要求边缘部位能够正确地反映唇、颊侧黏膜反折处的外形,以便确定基托边缘的位置,保证义齿固位。因此推荐采用围模灌注法灌注模型。

具体方法如下:①首先在印模边缘下约 5 mm 处粘一条直径约 5 mm 的圆形蜡线条,分别包绕上下颌印模的唇颊面,下颌印模舌侧用蜡片粘固于舌侧边缘的蜡线条上,蜡片长度与印模后缘平齐,封闭整个空隙。②沿蜡线条外面及印模后缘用蜡片或长方形软金属片做围板包绕一周,围板与蜡条之间用熔蜡粘接。要求围板的上缘距印模最高处的距离不少于 10 mm。③先取少量调拌好的石膏置于印模组织面的最高处,使用振荡器边加石膏边振动至灌满石膏为止。④石膏凝固后,先除去围模部分,然后将模型与印模置于 60～70 ℃的水中浸泡,待印模膏稍软时,将石膏模型取下并在石膏打磨机上修整,使上颌腭侧顶部和下颌口腔底部距模型底面约 10 mm。

(6)模型后堤区的处理:在上颌模型的后端,通过腭小凹后 2 mm 做一连线连接两侧翼上颌切迹的画线,用雕刻刀沿此线在模型上刻一深约 1.5 mm 的切迹,向前、向两侧逐渐变浅移行,在相当于腭中缝和两侧牙槽嵴的远中部分应窄些,在其间可适当加宽,最宽处可达 5 mm。临床上后堤区的范围因患者不同而异,如医生已将后堤区的范围转移至模型,应根据此范围刮除石膏。

2. 学生在无牙颌仿头模型上用藻酸盐印模材料制取印模

(1)选择托盘:按照仿头模型的颌弓大小选择合适的托盘。

(2)调节体位。

(3)制取印模:首先在仿头模型上涂石蜡做分离剂,以免吸附力过强不易分离。具体方法同示教。

(4)灌注模型:按围模灌注法完成。

(5)脱模:石膏凝固后将模型从弹性印模材料中取出。

【注意事项】

(1)调拌的印模材料稀稠度应合适。过稀印模边缘伸展不易达到要求;过稠则流动性差,取印模时常需用力加压,可造成组织变形移位,影响印模的准确性。

(2)在做肌功能整塑时,应使托盘在口内保持稳定。

(3)从口内取出印模时,若吸附力较大,可将唇颊部分别向上、下、外牵拉,使空气进入印模与黏膜之间,或先在印模和黏膜间滴水,再将托盘向上或向下轻轻翘动,即可取下印模。切忌强行用力,否则可造成印模材料与托盘分离,或使印模变形、损坏。

(4)用印模膏作为个别托盘制取印模,浸泡脱模时,水温不宜过低,以免印模软化不够使模型损坏。

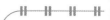

实训二　制作个别托盘

【实训内容】

（1）教师示教绘制个别托盘的边缘线，缓冲区的处理，设置预留空间，个别托盘的塑型，打磨与完成。

（2）学生按示教完成上述内容。

【技能目标】

（1）能在模型上画出个别托盘的边缘线。

（2）识别缓冲区并会进行相应处理及预留间隙。

（3）塑型个别托盘、完成打磨。

【实训器材】

技工微型马达、各类打磨用砂石、纱布条、橡皮碗、玻璃纸、红蜡片、酒精灯、雕刻刀、铅笔、自凝树脂、自凝牙托水。

【步骤和方法】

1. 示教

（1）绘制个别托盘边缘线：首先用铅笔在模型上确定全口义齿基托边缘线的位置，用虚线表示。然后在此线上方 1~2 mm 处画出与之近似平行的实线，注意在上颌的后缘和下颌的磨牙后垫部位应向后方伸展，实线即为个别托盘边缘的位置。

（2）缓冲区的处理及预留间隙：在无牙颌的缓冲区以及组织倒凹区等需要减小印模压力的部位，应根据情况采用贴蜡片或填塞油泥等方法来达到缓冲和填补倒凹的目的。为了使印模时的压力小些，可以预留间隙，也可只进行缓冲处理，不设置预留间隙。

（3）整塑个别托盘并放置手柄及支托：在经过处理的模型上涂分离剂，调拌自凝树脂于黏丝早期进行整塑，上颌从腭侧开始，下颌从牙槽嵴顶处开始，应尽量使厚度保证在 2~3 mm。为了保证表面的平滑，可用玻璃纸蘸水后铺在其上，用手指推压使其光滑。在可塑期沿实线用雕刻刀切除多余的部分，用多余的材料制作手柄及支托。手柄一般放置在上下颌的前牙区，支托一般放置在上颌的腭中部和下颌相当于第二前磨牙处。

（4）个别托盘的打磨与完成：个别托盘的打磨主要是修整托盘边缘与其边缘线一致，要求厚度一致并且边缘光滑。

2. 学生独立完成个别托盘的制作　操作方法同示教，步骤如下。

（1）绘制基托边缘线。

（2）绘制个别托盘边缘线。

（3）缓冲区的处理及预留间隙。

（4）整塑个别托盘并放置手柄及支托。

（5）个别托盘的打磨与完成。

【注意事项】

（1）缓冲部位的厚度应视骨突和倒凹的大小而定，大的应厚些，小的应薄些。

（2）整塑个别托盘时可从黏丝期开始，避免因温度变化或操作迟缓而致整塑失败。

（3）个别托盘主要打磨边缘，其他部位只要一般光滑即可。

（唐山职业技术学院　赵志华）

实训三 船托、颌位关系记录与转移

【实训内容】

（1）画出无牙颌基托的伸展范围。

（2）制作后堤区。

（3）制作蜡基托及蜡船堤。

（4）在仿头模型上确定、记录颌位关系。

（5）转移颌位关系至船架上（上船架）。

【技能目标】

（1）了解船托制作要求，掌握船托制作方法。

（2）了解确定无牙颌患者船垂直距离与水平颌位关系的方法步骤。

（3）基本掌握颌位记录及转移的步骤和方法，加深对无牙颌颌位基础理论的理解。

【实训器材】

仿头模型、平均值船架、船垂直距离测量尺、橡皮碗、调拌刀、石膏、上下无牙颌模型、基托蜡片、酒精灯、火柴、红蓝铅笔、橡皮筋、订书钉、技工钳、金属丝、蜡刀、工作刀、蜡匙、船平面板等。

【步骤和方法】

1. 确定基托范围 在上下颌模型上用红铅笔画出基托伸展范围。上颌的前弓区、后弓区适当伸展，包过上颌结节，并充分伸展至颊间隙内。唇、颊系带要避让，后缘以两侧翼上颌切迹与腭小凹后 2 mm 处的连线为准。

下颌唇、颊、舌系带要避让，形成与之相应的切迹。前弓区、颊翼缘区要适当伸展，舌翼缘区基托伸展要适度，以不妨碍舌及口底软组织功能活动为宜。后界盖过磨牙后垫 1/2 或全部。

2. 制作后堤区

（1）对后堤区的要求。在模型上做一条凹陷的后堤沟。后堤沟各段宽窄、深浅不同，在腭中缝及两侧翼上颌切迹区浅而窄，从腭中缝区向两侧、从翼上颌切迹向中逐渐加宽加深。

（2）制作方法。从腭小凹后约 2 mm 到两侧翼上颌切迹，用铅笔画一线，作为后堤区的后界。然后，用蜡刀沿后缘线刻入模型。刻入深度：腭中缝两侧区 1.0～1.5 mm，翼上颌切迹区 1 mm 左右，腭中缝区 0.5～1.0 mm。然后按不同部位不同的宽度（腭中缝处约 2 mm，两侧翼上颌切迹处约 1 mm，在两处之间的区域最宽处约 5 mm），以中后 1/3 交界为最深处，向前向后逐渐变浅，刻成斜坡状（图 11-1）。

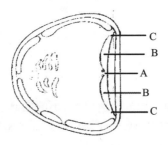

部位	深度/mm	宽/mm
正中处（A）	0.5～1.0	1.5～2.0
两侧处（B）	1.0～1.5	5
结节处（C）	自然移行	

图 11-1 上颌后堤区的制作要求

3. 制作蜡基托

（1）要求：

①基托必须与模型完全贴合，表面光滑平整，厚度为1.5～2 mm。

②边缘长短要求与将来完成的基托相同，边缘区形态应圆滑而略厚。

③蜡基托容易变形，应埋入加强金属丝。

（2）制作方法：

①画好基托线，制备好上颌后堤区后，将上下无牙颌模型放入水中，浸透后取出，擦干。

②取一块基托蜡片，在酒精灯上烤软后，折叠成双层，然后放在模型上轻压，从内向外逐渐压迫蜡片，使之与模型贴合，直到两侧和前部前庭沟底不残余空隙和气泡（图11-2）。

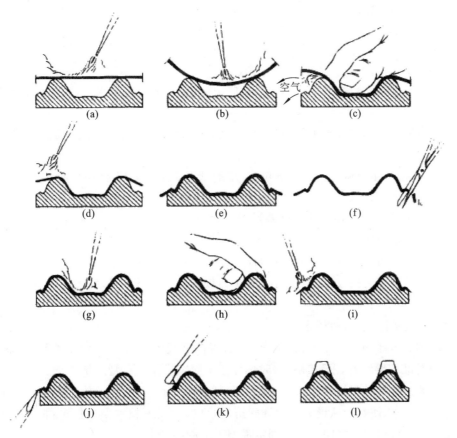

图 11-2 上颌蜡基托制作方法

③用蜡刀或剪刀沿基托线修去多余部分，用蜡匙烫光边缘。

④用技工钳将金属丝弯制成加强丝。上颌加强丝横跨腭中部，两末端超出牙槽嵴顶。下颌放在牙槽嵴的舌侧。

⑤将弯好的加强丝烘热后按上述要求压入蜡基托内，喷光蜡基托表面。

4. 制作蜡𬌗堤

（1）要求：

①宽度：前牙区约为5 mm，前磨牙区约为7 mm，磨牙区约为10 mm。

②位置应在牙槽嵴顶，与牙槽嵴形状一致，牢固粘在蜡基托上，表面应平整光滑。

③长度：上颌至上颌结节区，下颌应在磨牙后垫之前。

④上下颌蜡𬌗堤形状应相互协调，在咬合时应均匀广泛接触，上下颌蜡𬌗堤高度大致相等。

（2）制作方法：

Note

①取一张蜡片,从一端开始边烤软边卷成宽约 10 mm 的蜡条,根据牙槽嵴形态弯成马蹄形,用蜡刀将蜡𬌗堤与蜡基托烫接在一起。然后修整蜡𬌗堤,使上颌蜡𬌗堤前端距离切牙乳突中点8~10 mm,两端达上颌结节,下颌蜡𬌗堤高度与工作模型磨牙后垫 1/2 线平齐,两端达磨牙后垫处。蜡𬌗堤宽度前牙区约为 5 mm,前磨牙区约为 7 mm,磨牙区约为 10 mm。

②确定𬌗堤平面。将带𬌗托的上颌模型固定于仿头模型上。用𬌗平面板确定𬌗堤平面,前面与瞳孔连线平行,上唇下约 2 mm,侧面与鼻翼耳屏连线平行。

5. 确定、记录颌位关系

(1)确定𬌗垂直距离。将带蜡基托的下颌模型固定于仿头模型上。用𬌗垂直距离测量尺测定下颌姿势位时鼻底至颏底的距离,减去 2~4 mm 的间隙,作为确定下𬌗托的高度。

(2)调整下颌蜡𬌗堤。根据已确定的𬌗垂直距离,选择高度合适的软蜡条,按要求调整下颌蜡𬌗堤高度。

(3)确定水平颌位的方法。

①下颌后退接触位建𬌗方法:哥特弓顶点。

②肌力闭合道终点检验方法:患者端坐,肌肉放松,反复做自然张闭口运动,重复次数最多的位置即为所确定的颌位。

③在仿头模型上确定好水平颌位后,将订书钉于后牙区蜡𬌗堤颊侧,靠近𬌗堤平面插入上下𬌗堤中,以固定上下𬌗托。

④根据系带、口角及微笑时上下唇位置,用雕刻刀在上下颌蜡𬌗堤唇面确定并画出中线、口角线、唇高线及唇低线。

6. 转移颌位关系至𬌗架上(上𬌗架)

(1)检查𬌗架(平均值𬌗架)。

上颌体应能开闭,前后、侧向滑动自如,但无摆动现象。切导针上刻线与上颌体上缘平齐,针的下端与切导盘中央接触,切导针指向𬌗平面板中线,拧紧固定螺钉。

(2)上𬌗架(平均值𬌗架)。

①石膏模型备固位沟槽,用水浸湿约 5 分钟。

②将𬌗架平放于技工桌上,打开𬌗架,将石膏模型置于𬌗架配套𬌗平面板上,调整位置,使𬌗托中线对准切导针并轻轻接触,同时估计用于固定模型的石膏用量。

③取适量石膏粉,调匀后,先取少量涂满𬌗架上架环孔,并适量堆放于上颌石膏模型上。

④闭合上颌体,使石膏从模型和架环间挤出,再次检查调整模型的位置,将多余的石膏涂抹于上颌模型边缘与架环之间,抹平,固定模型于上颌架环上。

⑤在石膏初凝前,橡皮筋固定𬌗架,去除多余的石膏,将𬌗架洗干净。

⑥上颌石膏凝固后,订书钉固定上下𬌗托,将𬌗架倒置打开,调取适量石膏,同法固定下颌模型于𬌗架下颌架环上。橡皮筋固定,将𬌗架洗干净。

【注意事项】

(1)操作中不应损坏石膏模型。

(2)在修整蜡基托边缘时,勿使蜡流入基托组织面,以免造成基托与模型的不贴合。

(3)蜡𬌗堤的高度、宽度适中,尽量对称,蜡𬌗堤不可过低,以免影响排牙。

(4)石膏调拌不宜过快、过久,以免石膏凝固过快,只用水将石膏浸透、调拌即可。石膏的量不可过多,稀稠度要合适,固定下颌模型时要略稠,以便于操作。

(5)模型务必固定于正确位置,中线不能偏斜,两侧𬌗平面应在同一水平面上,不得左右倾斜。

(6)上𬌗架后用橡皮筋或绳子固定,有条件者可使用抗膨胀液调拌石膏。

（7）保持工作台面与𬌗架的整洁。

（深圳职业技术学院　何勇）

实训四　排　牙

【实训内容】

（1）教师示教全口义齿排牙的步骤和方法。

（2）学生按要求完成排牙。

【技能目标】

正确使用𬌗架与排牙工具完成全口义齿的排牙。

【实训器材】

器械：雕刻刀、蜡勺、酒精灯、𬌗架、𬌗平面板、玻璃板、铅笔、直尺。

材料：树脂人工牙、基托蜡片。

【步骤和方法】

1. 画标记线　排牙前将中线、口角线的延长线标记于模型上，画牙槽嵴顶线，并将牙槽嵴顶线延伸到模型边缘。将磨牙后垫前缘和磨牙后垫 1/2 等高线延伸到模型侧面。

2. 排牙

（1）排上前牙：先用雕刻刀将上颌中线左侧相当于左上中切牙唇侧部分的蜡𬌗堤切除，然后用蜡勺将周围的蜡烫软，将左上中切牙按位置要求排在此处，调整合适后用蜡勺烫蜡将其固定。然后按同样的方法依次排列右上中切牙、左上侧切牙、右上侧切牙、左上尖牙和右上尖牙。上前牙的排列要求如下。

①上颌中切牙：近中邻接点与中线一致，切缘平齐𬌗平面，颈部微向舌侧和远中倾斜，唇面与𬌗堤唇面一致。

②上颌侧切牙：近中与上颌中切牙邻面接触，切缘高于𬌗平面 0.5 mm，颈部向舌侧和远中倾斜程度大于中切牙，唇面稍向舌侧旋转，与𬌗堤唇面一致。

③上颌尖牙：近中与上颌侧切牙邻面接触，牙尖顶与𬌗平面接触，颈部微突向唇侧并稍向远中倾斜，近远中倾斜度介于上颌中切牙和侧切牙之间，唇面向舌侧旋转，与𬌗堤唇面一致。

（2）排下前牙：排下前牙也应先排两颗中切牙，以便观察中线和及时调整。

①下颌中切牙：近中邻接点与上颌前牙中线一致，切缘高于𬌗平面 1 mm，颈部微向舌侧倾斜，近远中向直立，与上前牙形成均匀一致的浅覆盖、浅覆𬌗。

②下颌侧切牙：近中与下颌中切牙邻面接触，切缘高于𬌗平面 1 mm，唇舌向直立，颈部微向远中倾斜，与上前牙形成均匀一致的浅覆盖、浅覆𬌗。

③下颌尖牙：近中与下颌侧切牙邻面接触，牙尖顶稍高于切牙切缘，以不干扰侧方平衡𬌗为准，颈部向唇侧和远中倾斜，与上前牙形成均匀一致的浅覆盖、浅覆𬌗。

下前牙排好后，打开𬌗架两侧髁导盘的正中锁。下颌前伸至上下前牙对刃时，切导针应与切导盘接触。如果前牙切缘在前伸运动中不接触，应抬高下前牙。如果前牙切缘接触，切导针和切导盘不接触，则应降低下前牙。

（3）排上后牙：先取下𬌗托，闭合𬌗架观察上下颌牙槽嵴顶的关系，然后将𬌗托放回模型上，连接模型边缘的牙槽嵴顶延长线，在𬌗堤上还原牙槽嵴顶线，作为排列上下后牙的参考，要求上颌前磨牙的中央沟和上颌磨牙的舌尖内斜面对下颌牙槽嵴顶线。

排后牙顺序为先按 4、5、6、7 的顺序排列一侧上后牙,根据咬合排列同侧下后牙,然后按同样的方法排对侧后牙,以保证排牙时颌位关系的稳定。

①上颌第一前磨牙:近中与上颌尖牙邻面接触,颊尖与𬌗平面接触,舌尖高于𬌗平面 0.5 mm,颈部稍向颊侧突出,中央沟对下颌牙槽嵴顶线。

②上颌第二前磨牙:近中与上颌第一前磨牙邻面接触,颊舌尖均与𬌗平面接触,颊舌向和近远中向直立,中央沟对下颌牙槽嵴顶线。

③上颌第一磨牙:近中与上颌第二前磨牙邻面接触,近舌尖接触𬌗平面,近颊尖、远舌尖高于𬌗平面 0.5 mm,远颊尖高于𬌗平面 1 mm,颈部稍向腭侧和近中倾斜,舌尖内斜面对下颌牙槽嵴顶线。

④上颌第二磨牙:近中与上颌第一磨牙邻面接触,近舌尖高于𬌗平面 1 mm,近颊尖、远舌尖高于𬌗平面 1.5 mm,远颊尖高于𬌗平面 2 mm,颈部稍向腭侧和近中倾斜,舌尖内斜面对下颌牙槽嵴顶线。𬌗面远中高度相当于或稍高于下颌磨牙后垫高度的 1/2。

(4)排下后牙:下后牙按 6、5、4、7 的顺序排列。上下第一磨牙形成中性关系,上下后牙牙尖形成尖窝交错的接触关系和正常的覆盖覆𬌗。要求下颌前磨牙的颊尖和下颌磨牙的颊尖内斜面在牙槽嵴顶上。排列下颌第一前磨牙时,如果间隙小,可适当磨除第一前磨牙的远中面;如果间隙大,可调整邻牙的紧密程度,或倾斜尖牙。

3. 排牙后的检查

(1)美观检查:中线、前部𬌗平面是否正确,前牙弓形是否与颌弓形态一致,左右是否对称。

(2)功能检查:

①咬合关系:检查切导针与切导盘的接触关系。从颊侧和舌侧观察正中𬌗时两侧上下后牙是否有广泛紧密的尖窝交错接触关系。

②发音相关:前牙覆盖覆𬌗是否正确。

(3)稳定性检查:

①平衡𬌗检查。

侧方平衡(调横𬌗曲线):打开一侧正中锁,下颌做侧方运动时,工作侧上下后牙颊舌尖及前牙接触,平衡侧上后牙舌尖和下后牙颊尖应接触。如果有𬌗干扰或不接触时,可通过调整后牙颊舌向倾斜度(横𬌗曲线曲度)来解决。

前伸平衡(调纵𬌗曲线):打开两侧正中锁,下颌做前伸运动至与前牙切缘相对时,上下后牙的相对牙尖也应接触。如果前牙接触而后牙不接触,可加大后牙近远中向倾斜度(加大纵𬌗曲线曲度),或在不影响美观的前提下,降低下前牙并将切缘向唇侧倾斜,减小覆𬌗。如果前牙不接触而后牙接触,可减小后牙近远中向倾斜度(减小纵𬌗曲线曲度),或在不超出正常覆𬌗范围的情况下,升高下前牙,加大覆𬌗。

②𬌗平面是否平分𬌗间距离。检查后牙功能尖是否排列在牙槽嵴顶上;牙弓整体位置和大小是否合适。

(4)细节检查:后牙牙尖是否形成正确的、连续平滑的纵、横𬌗曲线。人工牙的切缘或者牙尖与𬌗平面的关系,牙长轴的倾斜是否正确。前牙切缘与后牙颊尖连线应呈自然弧线。

【注意事项】

(1)熟练掌握人工牙的排列位置和牙齿的解剖形态,以及雕刻刀和蜡勺的使用技巧。

(2)排牙前仔细检查𬌗架,确认颌位关系稳定。将𬌗托取下,用自来水润湿模型。

(3)排牙时雕刻刀和蜡勺温度不宜过高,避免烫坏人工牙或烫穿基托损坏模型。蜡不能过热,以免凝固收缩后变大。

（4）人工牙盖嵴面上的碎蜡应去除并将盖嵴面磨粗糙，以利于和基托结合，人工牙𬌗面和唇颊面的暴露部分也不能粘有碎蜡。

（5）检查和调整平衡𬌗时，前伸和侧向运动过程中，切导针和切导盘应始终保持接触。

（泰州职业技术学院　宋毅）

实 训 五　蜡 型 完 成

【实训内容】
（1）教师示教全口义齿蜡型牙龈形态塑形的步骤和方法。
（2）学生按要求完成全口义齿蜡型牙龈形态塑形。

【技能目标】
掌握全口义齿蜡型牙龈形态塑形。

【实验用品】
器械：蜡刀、蜡勺、酒精灯、酒精喷灯、软毛刷等。
材料：红蜡片、酒精。

【步骤和方法】
（1）基托唇颊侧牙龈形态加蜡塑形：根据牙根粗细及系带和肌肉的走向等，在牙龈下方加蜡形成牙槽隆突。

（2）牙龈形态修整：使雕刻刀与前牙唇侧牙面成 60°角，与后牙颊侧牙面成 45°角雕刻龈缘形态。用雕刻刀在两牙之间的近远中面及龈𬌗方向雕出龈乳头和略微内陷的龈外展隙。

（3）牙根突的塑形：在基托的唇、颊面用雕刻刀雕刻出各牙的根部外形。根据相应牙根的外形和长度要求先雕刻出牙根，再用刮匙修出微微隆起、隐约可见的牙根外形。

（4）腭皱襞的塑形：上颌基托的腭侧采用滴蜡成型的方法从前牙舌侧的牙颈线至腭侧的牙槽嵴上加蜡，模拟中缝和两侧黏膜不规则的突起，形成近似"S"形的轻微隆起。

（5）基托表面光滑：使用软毛刷将牙面及蜡型表面多余的蜡屑去除干净。用酒精喷灯光洁表面。

【注意事项】
（1）上蜡过程中，应注意不能使人工牙移位而导致咬合变形。
（2）人工牙的牙冠上不要有蜡残留。
（3）用酒精喷灯光洁表面时，应避免在局部过度加热，使蜡熔化，应快速均匀地掠过蜡型表面。

（永州职业技术学院　胡洁）

实 训 六　树 脂 成 型

【实训内容】
（1）教师示教全口义齿装盒、除蜡、树脂充填、树脂聚合及开盒的步骤和方法。

（2）学生按示教过程完成上述内容。

【技能目标】

熟练掌握装盒、除蜡、树脂充填、树脂聚合及开盒的步骤和方法。

【实训器材】

石膏模型修整机、型盒、压榨器、温控水箱、电磁炉、煮锅、通电式压榨聚合一体机、牙托粉、牙托水、调刀、调杯、分离剂、毛刷笔、玻璃纸、石棉手套等。

【步骤和方法】

教师示教，学生重复教师操作。

（1）装盒前准备：①用小锤轻敲𬌗架，取下模型，放入水中浸泡约10分钟。②用石膏模型修整机适当打磨模型，检查上下型盒密合度，将模型放入型盒内，检查模型与型盒边缘及上盖距离。③型盒内壁涂分离剂。

（2）装盒：采用反装法，先将带蜡型的模型压入石膏浆中，修整多余石膏，使人工牙及蜡基托充分暴露，蜡型边缘到型盒边缘呈一个较光滑的平面，装好下层型盒；然后将上层型盒罩在下层型盒上，调拌石膏注入上层型盒内。

（3）除蜡：将型盒放入开水中5～7分钟后取出，打开型盒，用雕刻刀去除软蜡，用热水冲洗型盒。在冲蜡过程中，对松动的人工牙、金属网和折断的石膏块等，不得丢弃，待蜡冲净后，再放回原来的位置并加以固定。

（4）充填树脂：牙托粉和牙托水调和后约20分钟达到面团期，此时应进行充填。充填前首先将手洗干净，取适量树脂，揉捏均匀后填入基托部分的石膏型腔内，不要展开过广，细小的部位可用充填器压入。为保证充填量足够，可将玻璃纸放在上下盒间进行试压。试压完成后，去除玻璃纸，切除溢出的树脂，然后将上下型盒闭合，用压榨器压紧，放在型盒夹内夹紧固定或以型盒螺丝固定，以备热处理。

（5）树脂聚合及开盒：可采用湿式聚合法或者干式聚合法，注意结合实训室自身条件，根据有无温控水箱、通电式压榨聚合一体机等设备，灵活选择加热时间及方式。同时注意树脂材料的不同也会影响聚合时间的长短。开盒时用石膏剪或小刀先从型盒三个角的缝隙中依次轻微插入并撬动，不可在一个部位撬开过大角度。分离上下型盒后再用小锤轻敲，不可将石膏向义齿表面方向敲动，以免加强石膏附着。遇到石膏和树脂难以分离时，可用气凿进行振动去除。

【注意事项】

（1）装盒时如牙槽嵴较前突，注意模型放入型盒时前高后低以减少倒凹。如因此造成上前牙切缘离型盒顶部距离太近，应适当磨薄模型底座。

（2）去蜡时模型不能在开水中浸泡的时间过长，易使蜡质渗入石膏模型内。

（3）树脂聚合加热后冷却时间不可过长，以免使石膏和树脂分离困难。有时可用小刀插入石膏和模型间的缝隙并撬动，以消除两者间的负压，使分离更容易。

（重庆三峡医药高等专科学校　魏早）

实训七　打磨抛光

【实训内容】

（1）教师示教全口义齿打磨抛光的步骤和方法。

（2）学生按示教过程完成上述内容。

【技能目标】

熟练掌握全口义齿打磨抛光的步骤和方法。

【实训器材】

技工打磨机、细砂石磨头、有齿钢磨头、细裂钻、细车针、橡胶磨头、大小布轮、毡轮、绒锥、毛刷轮、各类抛光砂、上光油膏等。

【步骤和方法】

教师示教，学生重复教师操作。

（1）打磨基托边缘：用有齿钢磨头磨除菲边、较长较厚基托、倒凹过大的组织面，同时用细车针修出系带切迹。

（2）处理基托磨光面：可采用细砂石磨头研磨不光滑的部位。邻间隙残留石膏或者其他异物，可用细裂钻剔除。如人工牙龈缘线不明显，可用细裂钻处理出较明显的龈缘线外形。如牙根外形不明显，也可用磨具适当修整牙根外形。

（3）处理组织面：用小球钻细心磨除组织面上的尖锐突起、树脂小瘤、异物残渣等。

（4）精细磨平：用橡胶磨头将义齿整个磨光面再进行精细打磨，使其更加平整细致。

（5）抛光基托磨光面：用不同大小的润湿布轮或者绒锥，配合抛光砂调成的糊剂进行抛光。

（6）抛光牙间隙：用黑毛刷配合石英砂糊剂进行牙间隙的抛光。

（7）义齿上光：用毡轮涂上光油膏，对义齿基托磨光面进行上光处理。

【注意事项】

（1）在研磨的过程中，除肉眼观察外，还要随时注意用手触摸来判断义齿表面是否光滑。

（2）打磨义齿边缘时应注意不能使厚度变薄。

（3）注意根据义齿表面形态选择形态和大小合适的磨具，打磨抛光的过程中应拿稳义齿，不能让人工牙的表面受到磨损。

（重庆三峡医药高等专科学校　魏早）

实训八　基托折裂或折断的修理

【实训内容】

（1）教师示教全口义齿基托折裂或折断的修理步骤和方法。

（2）学生按要求完成基托折裂或折断的修理。

【技能目标】

掌握基托折裂或折断的修理方法。

【实训器材】

器械：蜡勺、小橡皮碗、打磨机、磨头。

材料：自凝树脂、单体、石膏粉。

【步骤和方法】

（1）将义齿清洗干净后，用粘结剂粘固断端，组织面涂分离剂后灌制石膏模型，使义齿两个断端被石膏模型固定。

（2）沿折断面斜向义齿磨光面将断裂处两侧基托各磨除一部分，直至石膏即将露出时停止磨除。为了增加义齿的抗折性,可将金属丝或金属网放于折断面。

(3)调自凝树脂,于黏丝期充填在磨改处,修整磨光面外形。

【注意事项】

(1)熟练掌握基托折裂或折断的修理方法,以及自凝树脂的使用技巧。

(2)用石膏固定前需在组织面涂分离剂。

(3)用打磨机磨除折断处周围基托时切勿磨除石膏部分。

(唐山职业技术学院　王元杰)

主要参考文献

ZHUYAOCANKAOWENXIAN

[1] 赵依民.口腔修复学[M].7版.北京:人民卫生出版社,2012.

[2] 王跃进,景先明.全口义齿工艺技术[M].3版.北京:人民卫生出版社,2015.

[3] 冯海兰,徐军.口腔修复学[M].北京:北京大学医学出版社,2005.

[4] 周超苏.全口义齿技工学[M].苏州:苏州大学出版社,2009.

[5] 施斌.活动义齿修复[M].武汉:湖北科学技术出版社,2003.

[6] 徐普.可摘局部义齿和全口义齿修复设计原理与应用[M].北京:北京医科大学出版社,2000.

[7] 吴国锋,张玉梅.全口义齿临床修复规范[M].北京:人民军医出版社,2012.

[8] 康宏,张雪.殆学几个基本概念与研究现状[J].中国实用口腔科杂志,2015,8(1):5-8.

[9] 吴国锋.面弓记录的临床规范化操作[J].实用口腔医学杂志,2017,33(4):567-570.

[10] 黄呈森,林欣.全口义齿工艺技术[M].北京:北京科学技术出版社,2017.

[11] 于海洋.口腔修复工[M].北京:人民军医出版社,2007.

[12] 赵铱民.口腔修复学[M].6版.北京:人民卫生出版社,2008.

[13] 马轩祥.口腔修复学[M].5版.北京:人民卫生出版社,2003.

[14] 徐东选.实用镶牙技术[M].武汉:湖北科学技术出版社,2009.

[15] 赵云凤.口腔修复技术与工艺学[M].成都:四川大学出版社,2001.

[16] 徐君伍.口腔修复学[M].4版.北京:人民卫生出版社,2002.

[17] (日)全国齿科技工士教育协会.全口义齿学[M].赵军,张宁宁,译.上海:上海教育出版社,2002.

[18] 佐藤幸司,石川功和,生田龙平.初学者的总义齿制作方法[M].包扬,译.沈阳:辽宁科学技术出版社,2016.

彩　图

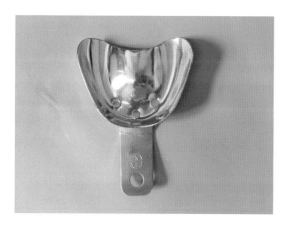

图 3-1　成品无牙颌托盘（上颌）

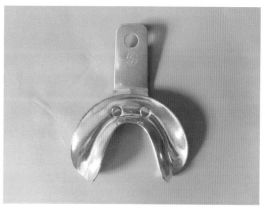

图 3-2　成品无牙颌托盘（下颌）

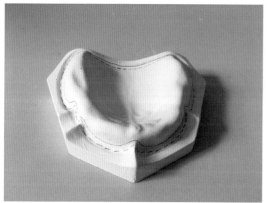

(a) 模型画线（上颌）

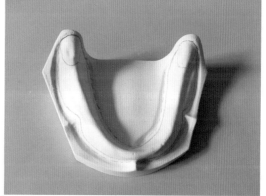

(b) 模型画线（下颌）

图 3-3　绘制边缘线

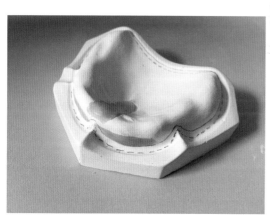

(a) 缓冲与填补倒凹（上颌）

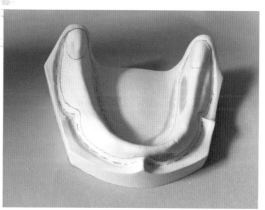

(b) 缓冲与填补倒凹（下颌）

图 3-4　缓冲与填补倒凹

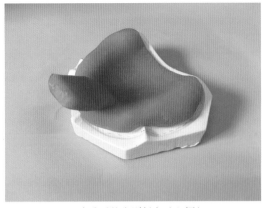
(a) 完成后的个别托盘（上颌）

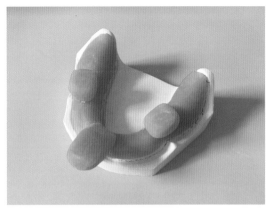
(b) 完成后的个别托盘（下颌）

图 3-5　完成后的个别托盘

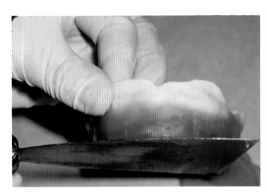

图 4-3　修整殆平面

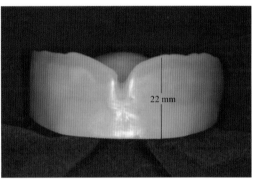
22 mm

图 4-4　预成上殆托高度

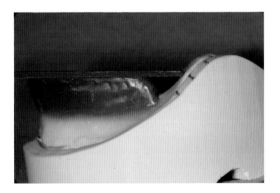

图 4-5　预成下颌殆堤

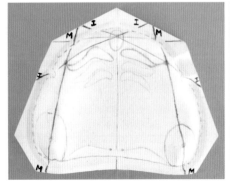

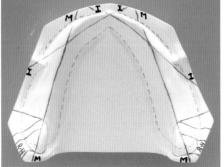

图 5-1　牙槽嵴顶线

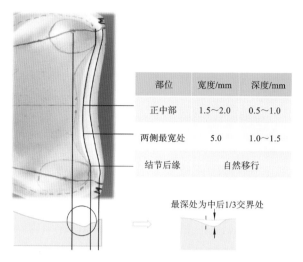

部位	宽度/mm	深度/mm
正中部	1.5～2.0	0.5～1.0
两侧最宽处	5.0	1.0～1.5
结节后缘	自然移行	

最深处为中后1/3交界处

图 5-2　上颌后堤区

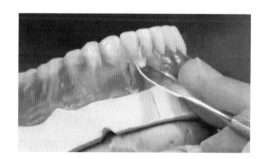

图 6-2　雕刻刀与前牙唇侧牙面成 60°角

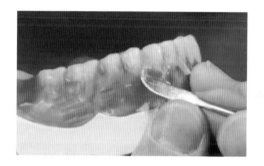

图 6-3　雕刻刀与后牙颊侧牙面成 45°角

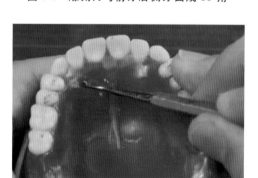

图 6-4　形成近似"S"形的轻微隆起

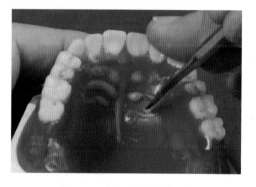

图 6-5　完成的腭皱襞形态

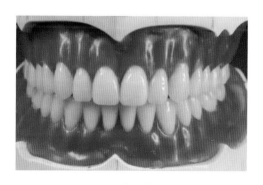

图 6-6　基托表面光滑

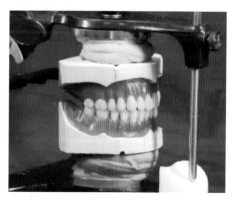

图 6-7　𬌗架上检查咬合关系

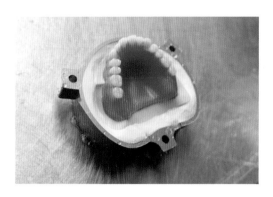

图 7-1　反装法装盒

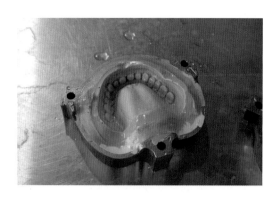

图 7-2　除蜡后的上层型盒

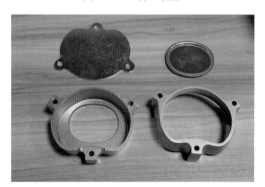

图 7-3　型盒的结构

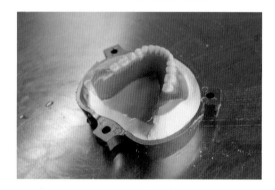

图 7-4　下层型盒包埋完成

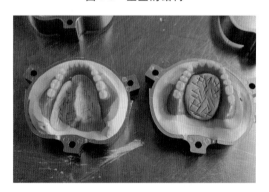

图 7-5　充填包埋专用硅橡胶

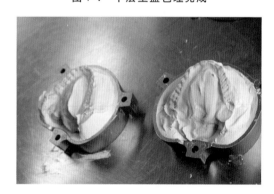

图 7-6　预涂石膏

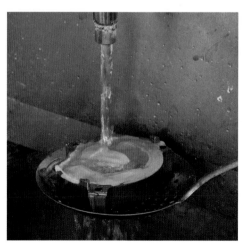

图 7-7　热水冲蜡

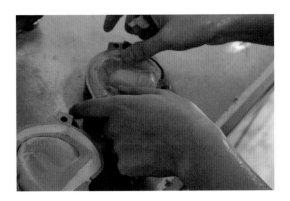

图 7-8　充填树脂

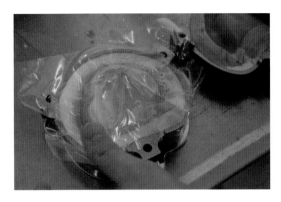

图 7-9　衬玻璃纸

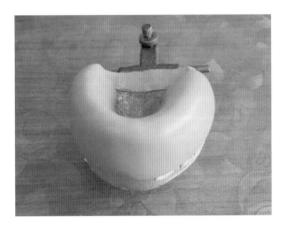

图 7-10　用硅胶覆盖蜡型

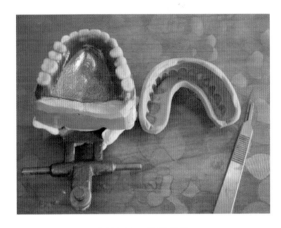

图 7-11　分离硅胶

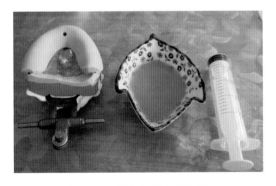

图 7-12　调和注塑专用树脂

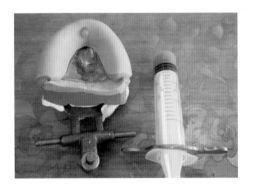

图 7-13　通过注塑孔充填树脂

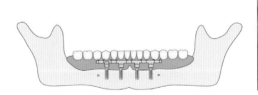

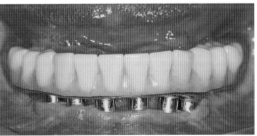

图 10-10　杆卡式连接

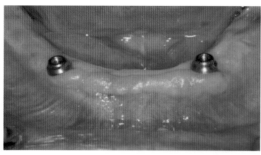
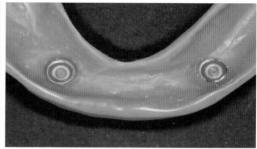

图 10-11　Locator® (ZEST anchor) attachment 按扣附着体

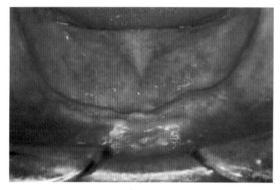

图 10-12　术前口内观

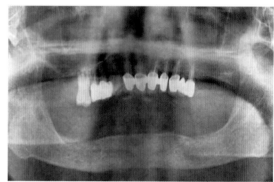

图 10-13　术前全景片

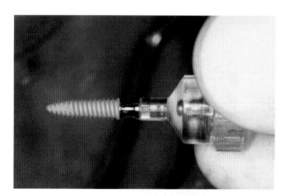

图 10-14　植入一段式种植体(登腾 Slimline)

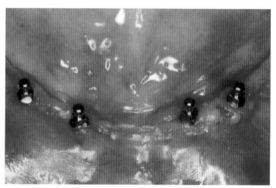

图 10-15　种植术后口内观

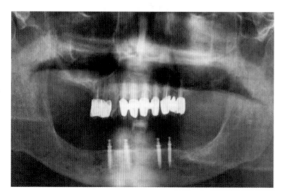

图 10-16　种植术后全景片

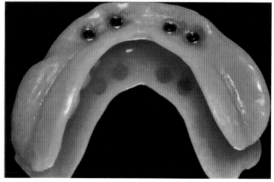

图 10-17　制作完成修复体

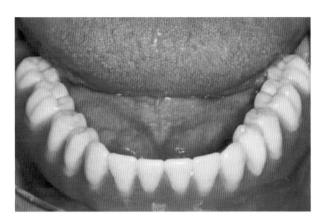

图 10-18　义齿戴入口内

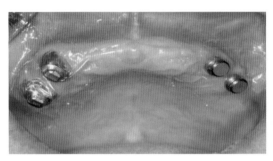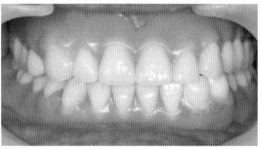

图 10-19　全口种植磁性附着体

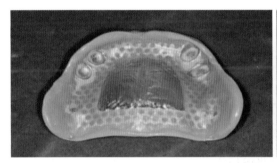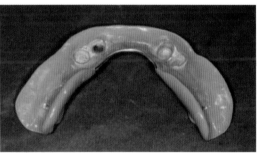

图 10-20　全口种植磁性附着体组织面观

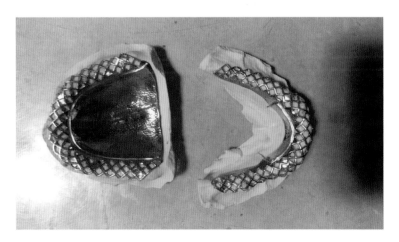

图 10-22　铸造完成的全口义齿的金属基托

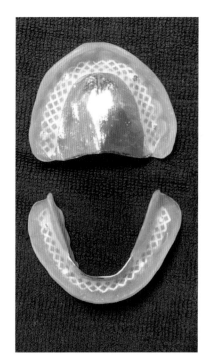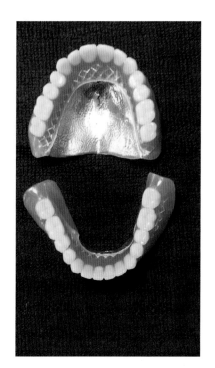

图 10-23　制作完成的金属基托全口义齿